全新
修订版

协和专家教你
产后恢复身材棒

马良坤·主编
北京协和医院妇产科主任医师 教授

U0281204

电子工业出版社·
Publishing House of Electronics Industry
北京·BEIJING

图书在版编目（CIP）数据

协和专家教你产后恢复身材棒：全新修订版／马良坤主编 . — 北京：电子工业
出版社 , 2023.9

ISBN 978-7-121-46221-4

Ⅰ . ①协… Ⅱ . ①马… Ⅲ . ①产褥期－妇幼保健 Ⅳ . ① R714.6

中国国家版本馆 CIP 数据核字（2023）第 159606 号

责任编辑：于　兰
印　　刷：天津千鹤文化传播有限公司
装　　订：天津千鹤文化传播有限公司
出版发行：电子工业出版社
　　　　　北京市海淀区万寿路 173 信箱　　邮编：100036
开　　本：720×1000　1/16　印张：11　字数：229 千字
版　　次：2017 年 1 月第 1 版
　　　　　2023 年 9 月第 2 版
印　　次：2023 年 9 月第 1 次印刷
定　　价：59.80 元

凡所购买电子工业出版社图书有缺损问题，请向购买书店调换。若书店
售缺，请与本社发行部联系，联系及邮购电话：(010) 88254888，88258888。

质量投诉请发邮件至 zlts@phei.com.cn，盗版侵权举报请发邮件至
dbqq@phei.com.cn。

本书咨询联系方式：zhoulin@phei.com.cn。

前言

十月怀胎，妈妈期待的小天使终于诞生了，在享受甜蜜、幸福的同时，也有一些小烦恼随之而来，比如"补"出来的体重、隆起的腹部、粗了一大圈的臂膀……不管是普通大众，还是模特、明星，产前身材再好，都难免会在怀孕、生产后走样。可以说，身材的恢复是绝大部分产后妈妈最关心的问题。

在经历了生产的磨炼后，女人的身体需要一段时间来恢复生机，节食瘦身、高强度运动塑形都是不可取的。因此，产后身材的恢复需要饮食、生活细节、运动等多方面的科学配合，才能在保证产后身体健康的同时又能实现瘦身、塑形。

本书特别聘请协和医院的孕产专家、专业瑜伽老师给予最贴心的指导，并参考《中国居民膳食指南（2022）》中的哺乳期妇女膳食指南、《运动处方中国专家共识（2023）》中的产后女性运动建议等指南，在原来的基础上做了产品内容的提升。不管是顺产妈妈还是剖宫产妈妈，不管是一孩妈妈还是二孩妈妈，都能从中找到最适合自己的产后恢复方法。从产后第一天到产后六个月，产后妈妈通过"掌握饮食智慧""讲究生活细节""安全瘦身运动"等方式，既能恢复健康，又能拥有好身材。

本书还针对女性的身体特点，特别是孕产对女性身体造成的生理影响给出了呵护方法。例如，守护"私密花园"，让子宫完好如初；呵护乳房健康，重塑乳房之美；拯救骨盆，让打开的骨盆收紧；告别大肚腩，练出小蛮腰等。对于女性产后常见的不适症状，如恶露不尽、产后便秘、乳腺炎等，本书也都给出了调理方法。本书还特别赠送了"14道产后减脂增肌餐"挂图，助力产后女性在满足味蕾的基础上提高代谢、成功减重。

总之，阅读本书，妈妈们可以在享受与宝宝的甜蜜时光的同时，轻松愉快地恢复好身材。

目　录

3
Chapter

守护"私密花园"，让子宫完好如初

4

Chapter

呵护乳房健康，重塑乳房之美

5

Chapter

拯救骨盆，让打开的骨盆收紧

6

Chapter

告别大肚腩，练出小蛮腰

7

Chapter

产后妈妈的局部瘦身，每一处都瘦瘦的

8

Chapter

积极调理和预防产后不适

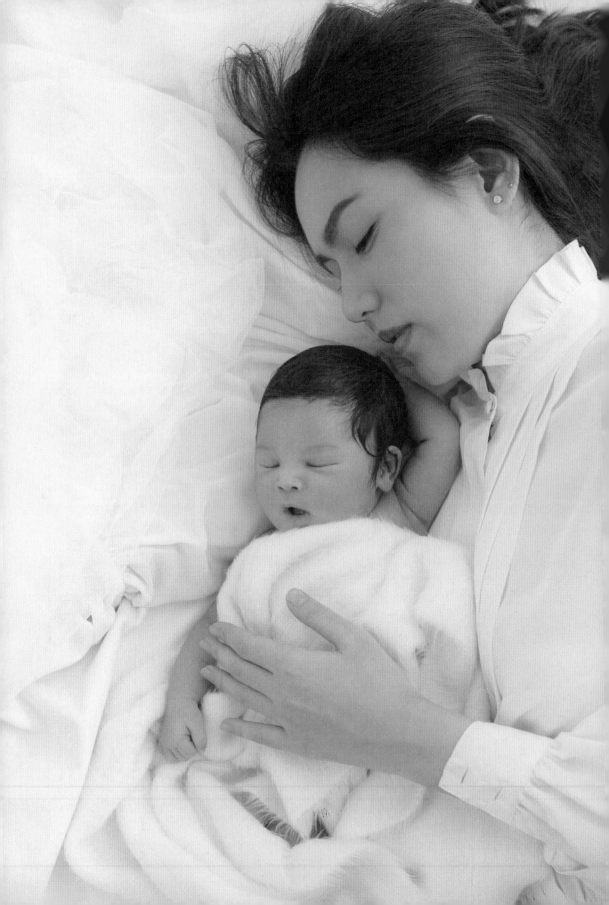

经历生产，你的身体亟待恢复

宝宝的到来为整个家庭带来了无穷的幸福和欢乐，女人也有了全新的体验和感悟。与此同时，妈妈们也面临着身材走样的苦恼，纠结着如何才能迅速恢复曼妙身姿。

爱美是所有女人的天性，产后妈妈不要以"照顾宝宝忙"为借口放弃自己身材的恢复，让我们一起了解产后身体，掌握科学的方法，变身凹凸有致的漂亮辣妈吧。

生完也没有变轻松：
松弛了、肥胖了、出问题了

　　女人在孕期要忍受各种妊娠反应，有人会告诉你生了孩子就好了，好像生完孩子女人就可以解放似的。其实不然，生完孩子的女人一点也不轻松，除了要照顾宝宝，还要解决自己的一个大麻烦——身材走样。

　　女性身体在产后发生变化是正常的，而且大部分变化是暂时的。不过，产后妈妈还是要对自己身体的变化有一个全面系统的了解，这样才能采取有针对性的瘦身方法，促进身体的恢复。

身体	产后变化
全身	腹部隆起；腹肌松弛、下垂；臀部宽大；手臂、大腿脂肪堆积
关节	整个孕期腰部和下肢承担负重压力，产后韧带还未恢复，造成腰膝无力、腰部酸疼
皮肤	怀孕期间色素沉积，如果再不重视皮肤保养，产后脸部很可能出现色斑；腹部出现的妊娠纹不容易消失
子宫	子宫：每天下降1~2厘米；10~14天后缩入盆腔；6周左右恢复正常大小，约50克重
	宫颈：出现松弛、充血、水肿等症状；1周后恢复正常形状，4周后恢复正常大小
阴道	产后逐渐缩小，阴道壁肌肉弹性逐渐恢复但未达到产前的紧致程度；6~8周后聚集的色素逐渐消退
盆腔底部肌肉群	4~6周肌肉群才能恢复到孕前状态
乳房	可能会出现乳房下垂，所以要做好产后乳房护理，再次让胸部坚挺

产后肥胖十有八九会中招

　　产后肥胖是妈妈们最烦恼的一个问题，大多数妈妈产后体重都较产前有很大变化，为什么呢？因为女性最容易长肉的三个阶段就包括产后。所以了解产后肥胖，积极应对，才能尽快恢复体形。

● 原因在这里

在青春期，女性的内分泌会发生一系列变化，由于性激素分泌旺盛而导致代谢失衡，造成脂肪堆积。

● 原因在这里

产后肥胖往往是孕期肥胖的延续。在孕期，为满足胎中宝宝的生长需要，女性会大幅度增加营养摄入，而且随着其体内激素的增加，肠胃蠕动变慢，新陈代谢减缓，从而导致体重增加。

坐月子期间摄入了比较多的高脂肪、高蛋白食物，运动又相对较少，因此无法及时代谢掉多余的脂肪，也容易导致肥胖。

● 原因在这里

人至中年，代谢功能降低，运动量少，导致脂肪堆积，加上稳定的家庭生活让女性内心比较安逸，压力较小，所以比较容易发福。

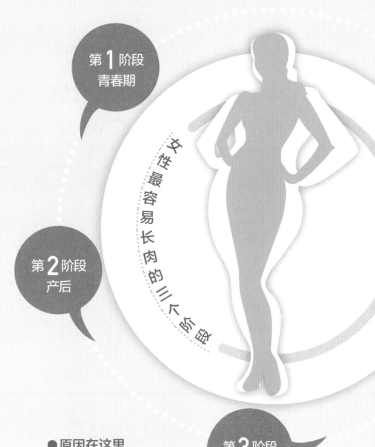

第1阶段 青春期

第2阶段 产后

第3阶段 中年

女性最容易长肉的三个阶段

孕期体重长哪儿了，哪些地方能减掉

怀孕期间女性的体重会增加，这是普遍规律。但是不要以为所有增加的重量都长在了母体上，有些重量会在分娩之后自动消失，而有些就不能。这些重量从哪儿来？

孕期体重增加的情况一般如下图所示。

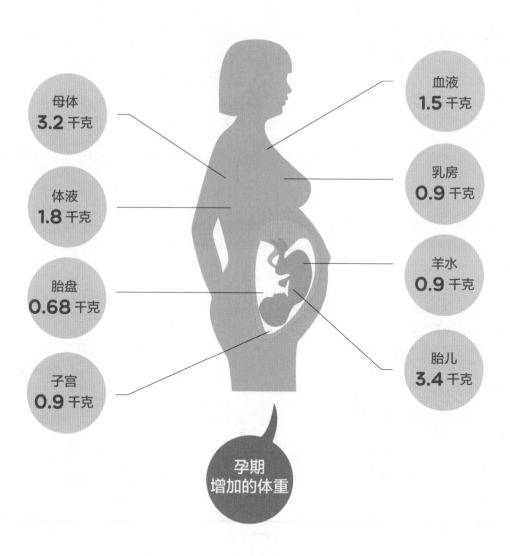

母体
3.2 千克

体液
1.8 千克

胎盘
0.68 千克

子宫
0.9 千克

血液
1.5 千克

乳房
0.9 千克

羊水
0.9 千克

胎儿
3.4 千克

孕期
增加的体重

产后肥胖有不同的类型，妈妈有必要先了解一下自己属于什么类型的肥胖，再对症下药，这样才能取得事半功倍的效果。

体质性产后肥胖

先天就胖，主要是个体体内物质代谢慢，物质代谢速度不及合成速度，造成脂肪遍及全身。

瘦身建议：坚持饭后散步、快走或做产褥操，加快代谢速度。

紊乱型肥胖

内分泌失调造成的肥胖。

瘦身建议：生活规律，不熬夜，保证充足睡眠，保持快乐的情绪。

获得性肥胖

孕期、哺乳期过量饮食，而且膳食不合理，偏爱甜食、多油、高蛋白质食物，使得身体的肌肉松垮、不紧实。

瘦身建议：少吃油腻、含糖高的食物，多吃蔬菜、水果等绿色食物，后者不仅能增加饱腹感，而且热量低、膳食纤维丰富，可以促进肠胃蠕动，有利排便，减少肥胖。

水肿型肥胖

孕期体内积存了大量的体液，宝宝出生后还未排除彻底，手指和脚踝出现了水肿。另外，孕妇的甲状腺功能减退，也会出现水肿现象。

瘦身建议：饮食清淡，少摄入盐，多吃利尿食物，如冬瓜、芹菜等；每天进行腿部按摩。

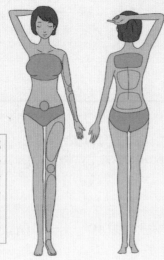

上臂、大腿、腰腹部及背部、臀部是产后妈妈最容易囤积脂肪的部位，产后运动有助于消除这些部位的脂肪。

产后肥胖
有哪些看不见的伤害

肥胖，归根结底是指进食的热量远远大于身体所消耗的热量，不仅影响体形，还会引发各种疾病。

1	易遭受外伤	肥胖者行动反应迟缓，相对正常人来说更易发生骨折、扭伤等外伤。
2	容易疲劳	严重肥胖者行动迟缓，活动力度稍大些就会气喘吁吁，容易疲劳。
3	易发三高疾病	体重越重的人，患心脑血管疾病的概率也会越高，也越容易患高血压、高脂血症以及糖尿病等。
4	影响肺功能	肥胖者肺活量和肺功能会降低，同时腹部脂肪堆积又限制了肺的呼吸运动，可造成缺氧和呼吸困难，甚至导致心肺功能衰竭。
5	易引起脂肪肝等肝胆病变	肥胖者是脂肪肝的高发人群，尤其是腹部肥胖者更易患脂肪肝。
6	增加手术难度	肥胖者一旦患病会增加手术难度，并且术后易感染。
7	可引起关节病变	肥胖者的体重大多超过了膝关节所能承受的正常重量，导致膝关节受力不均，关节负荷增加进而导致病变。

产后肥胖严重影响妈妈的健康，产后积极地从饮食、运动等方面加以控制与调整是避免产后肥胖的关键。

产后恢复急不得，
一点一点慢慢来

十月孕育，宝宝终于出生了，伴随着这种幸福，妈妈的忧愁也接踵而来——身材肥胖、严重走形，所以越来越多的产后妈妈加入了瘦身塑形的大军中。但是产后瘦身不能操之过急，一定要循序渐进，以免给身体带来伤害。

产后第一周
恢复健康最重要，轻微动一动，可以整理一下身边的卫生用品或自己的衣物，饮食上以清淡、易消化的流食为主。

产后第二周
下床活动，做做产褥操。产褥操可以锻炼肌肉，促进血液循环，有助于恶露排出和子宫收缩。

产后第三周
做些简单的家务，可以锻炼弱化了的腿部和腰部功能；饮食上可以适当温补，但荤素要搭配，以利于蛋白质的及时吸收。

产后第四周
保持饮食均衡，肉类要选择高蛋白质、低脂肪的鱼类、瘦肉，热量低、膳食纤维丰富的蔬菜水果不可少；如果天气好，可以带着宝宝外出走走，但时间不宜过长。

产后第二个月
控制发胖，选择可促进脂肪代谢的植物油，忌糖；散步、快走是最好的减肥方式。

产后第三个月
这时消脂食材可以帮上忙，加快上下楼梯时的速度也可以燃烧脂肪。

产后第四个月
运动计划提上日程，饭前1~2小时运动效果最好。要建立好的饮食顺序，即汤—蔬菜—米饭—肉类，半小时后再吃水果。

产后第五个月
可以加大运动强度，进行力量训练，有针对性地进行胸、腰、腿部位的运动锻炼。

产后第六个月
是减肥的黄金期。这时身体新陈代谢的速度基本恢复正常，一定要把握这一良机，泡澡、游泳、做健美操都是不错的选择。

月子期
要为不胖身材打基础

月子期是产后女性恢复身体健康的关键期。产后身体各器官机能需要恢复到孕前水平，体力、精力也亟待恢复，坐月子是必不可少的。因此，月子期是妈妈们休养生息、保证未来健康快乐的重要时期。

要不胖，月子饮食有讲究

月子期是产妇身体恢复的关键期，为了身体功能早日恢复正常以及正常分泌乳汁，必须摄取足够多的营养。但是，一定要注意饮食习惯与搭配，这对恢复身材起着重要的作用。首先要改变孕期食量大的习惯，少吃多餐；饮食要有规律，按时吃饭，不暴饮暴食或偏食；吃饭时细嚼慢咽，不能速度太快；食物要选择健康食品，而且品种多样。

要不胖，月子运动少不了

运动是恢复身材的好方式。月子期适当运动有助于身体健康和体形塑造。首先要摒弃传统坐月子时要卧床休息、少下床活动的陈旧观念。顺产妈妈在产后第一天如果身体没有什么不适，便可以做一些翻身、抬腿、缩肛动作；剖宫产妈妈拆线前也可以在床上翻身或下床走走。待身体适宜后可以出门散步，既燃烧脂肪又有利于恢复肌肉群和关节韧带的弹性和紧致。坚持哺乳也有利于瘦身。需要强调的是运动要量力而行，不可操之过急。

不能为瘦身而进行高强度运动

产后妈妈身体内的激素发生变化，会使肌肉的弹性、力量有所下降，关节附近的韧带弹力也有不同程度的降低，从而导致关节松弛。此时妈妈就需要多休息而避免做幅度太大的健身运动，以免本来就脆弱的关节、韧带因拉伤或负荷大而出现疼痛。

不能为瘦身控制饮食

有些妈妈产后急于恢复往日的苗条身材，刚生产完就开始控制饮食，这是不明智的。经过生产，妈妈的体力需要恢复，伤口也需要愈合，所以营养的补充不可缺少。否则，营养跟不上，身体会更难恢复，甚至会落下病根。同时，妈妈营养不足也会影响乳汁的质和量，从而造成宝宝生长发育不良。

出现这些情况时，
瘦身计划缓一缓

产后便秘不宜瘦身

首先，产后妈妈身体中水分的大量排出使肠内干燥，其次，产后妈妈身体虚弱，不能依靠腹压协助排便，再有，产后妈妈的肠道蠕动慢，这些都易引发便秘。这种情况下妈妈不宜即刻进行瘦身，而应该针对性地补水和适量补充膳食纤维，等便秘情况得到缓解之后再进行瘦身，否则会遭受更严重的便秘。

解决对策

1. 不能仅吃高脂肪食物，要均衡摄入水果、蔬菜来缓解便秘，帮助排便。

2. 养成定时排便的好习惯，有便意就要去厕所。

3. 进行提肛运动。

产后贫血不宜瘦身

如果在孕期就贫血，生产时又失血过多，就很容易造成产后贫血。贫血会使产后恢复过程延长，在贫血没有得到解决的时候强行进行瘦身，必然会加重妈妈的贫血现象。

解决对策

1. 多吃含铁丰富的食物，如猪血、动物肝脏、菠菜、红糖等。

2. 可以服用硫酸亚铁口服液补铁，同时服用维生素 C，促进铁的吸收。

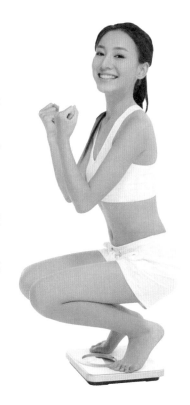

科学饮食
是产后恢复的保证

**多选富含
蛋白质的食物**

每天补充 80 克蛋白质为宜。鸡、鱼、瘦肉、动物肝脏都是优质蛋白质的主要来源，牛奶、豆类也是妈妈产后必不可少的补养佳品。但是，这些不可过量摄取，否则不但不利于身体恢复，还会加重肝肾负担。

**食物
要多样化**

粗粮、细粮都要吃。不要只吃精米、精面，更需要加入如小米、燕麦、糙米、玉米、红豆等粗粮、杂粮，这样可以使营养互补，帮助妈妈产后尽快恢复元气。

**摄取含钙
丰富的食物**

哺乳期的妈妈对钙的需求量相对较大，需要特别注意补充。可以多吃些豆类及豆制品，牛奶、海米、芝麻等也是很好的补钙食物。此外，在身体允许的条件下多晒晒太阳，做产后保健操，都有助于促进钙质吸收。每天应补充 1200 毫克钙质。

**摄取含铁
丰富的食物**

妈妈产后补铁也是很必要的，不然很容易发生贫血。可以在饮食中加入富含铁的食物，如动物肝脏、鱼、油菜、菠菜、豆类等，每天应补充 24 毫克铁质。

**脂肪也需要
适量摄取**

妈妈产后虽然要恢复身材，但也不能一点不摄取脂肪，摄取必需脂肪有助于宝宝的大脑发育。但是，脂肪摄取不能过量，否则妈妈会发胖，甚至患上脂肪肝，乳汁中脂肪含量过高也容易造成宝宝腹泻。

多吃蔬菜、水果和藻类	新鲜的蔬菜、水果中含有丰富的维生素、矿物质、膳食纤维，藻类能提供适量的碘。这些都是妈妈产后必需的营养素，有助于瘦身的同时，还能满足身体所需。
多喝汤	汤类易消化吸收，饱腹感强，瘦身的同时也能滋养皮肤。鲫鱼汤、猪蹄汤、排骨汤都是很好的选择。
饮食清淡，要有忌口	饮食要清淡，少吃或者不吃辛辣、酸涩的食物，这些食物容易刺激产后妈妈虚弱的肠胃，引起便秘等。少盐，有点咸味即可，过咸会影响体内的水盐代谢，不利于瘦身；忌吃生冷寒凉的食物，否则会影响脾胃的消化吸收功能。

适量均衡，不多不少，不瘦不胖

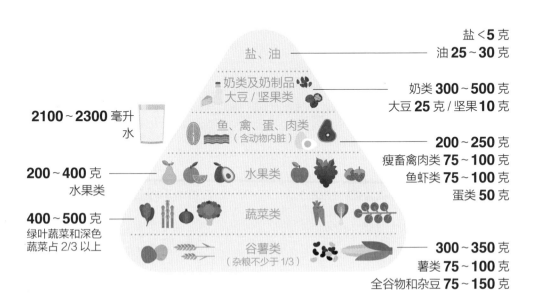

盐 <**5**克

油 **25~30**克

奶类 **300~500**克

大豆 **25**克/坚果 **10**克

2100~2300 毫升
水

200~250克

瘦畜禽肉类 **75~100**克

鱼虾类 **75~100**克

蛋类 **50**克

200~400 克
水果类

400~500 克
绿叶蔬菜和深色
蔬菜占 2/3 以上

盐、油

奶类及奶制品

大豆/坚果类

鱼、禽、蛋、肉类
（含动物内脏）

水果类

蔬菜类

谷薯类
（杂粮不少于1/3）

300~350克

薯类 **75~100**克

全谷物和杂豆 **75~150**克

不反弹不复胖，
这才是检验瘦身成功的关键

　　真正的瘦身成功并不是看减掉了多少斤，而是看是否一直能保持着标准体重不反弹。所谓"打江山容易，守江山难"，减肥也是这个道理。据统计，如果只是依靠节食来减肥，10 个人中有 7 个人体重减了会再反弹。想要一直瘦，估计你这一辈子都只能想象美食了。

　　然而，那些瘦身成功并且一直保持下去的人几乎都不节食，只是找到了对的方法，用科学的饮食加上适量的运动，让体重稳定在标准范围。

　　如果你已经减掉了体重，那接下来需要做的就是好好保持。推荐 10 个防止复胖的生活好习惯，以供参考。

不戒三餐

一日三餐按时吃，因为每次进餐时体内的新陈代谢会加快，三餐比两餐多消耗 10% 的热量。但是要注意三餐的比例，早餐吃饱，午餐简单量少，晚餐适量即可。

每天戒一种高热量食物

奶油蛋糕、油炸食品、糖果……都是容易让人发胖的食物，但是又很容易勾起食欲，一下子全都戒掉从心理上会觉得特别痛苦。一个一个戒掉，比较容易做到。

零食要有选择

零食最好选择蔬菜水果等，少吃薯片、爆米花等。

吃饭时只做一件事

不要一边吃饭一边看电视、玩手机、不停聊天，边吃饭边做其他事情会不知不觉拉长吃饭时间，增加进食量。

不挑食

不要爱吃的食物使劲吃，不爱吃的一口不吃，均衡饮食才能有效地促进身体的新陈代谢。

口味要清淡

清淡饮食有助于身体良好的新陈代谢，避免脂肪堆积。重口味（比如过咸、过辣）的食物更下饭，但无形中增加了热量摄入。

多吃粗粮

适量多吃粗粮和富含膳食纤维的食物，有助于促进肠胃蠕动，帮助身体排出废物。

养成喝水好习惯

喝水不仅能控制食欲，还有助于体内脂肪的代谢。

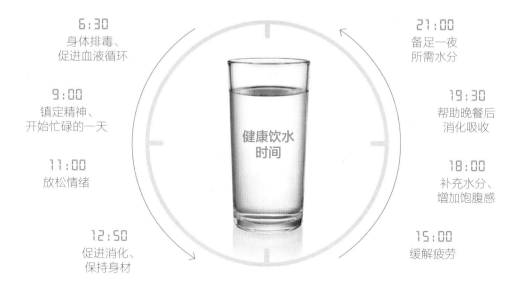

6:30
身体排毒、
促进血液循环

9:00
镇定精神、
开始忙碌的一天

11:00
放松情绪

12:50
促进消化、
保持身材

健康饮水
时间

21:00
备足一夜
所需水分

19:30
帮助晚餐后
消化吸收

18:00
补充水分、
增加饱腹感

15:00
缓解疲劳

细嚼慢咽

细嚼慢咽能让食物与唾液充分混合，提高营养的吸收率，还能增加饱腹感，减少进食量。

适时鼓励自己

看到自己体重下降的时候，可以给自己来点适当的鼓励，比如看场电影、买件好看的衣服，给自己增加信心。

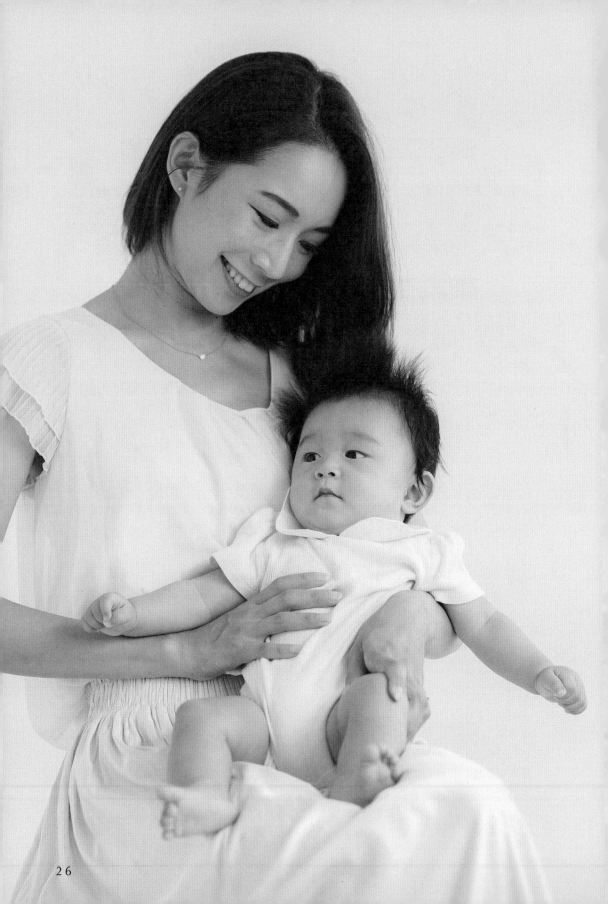

2

产后 0~6 个月的
享 "瘦" 计划

女人由于在孕期摄取的营养丰富而出现
分娩后身材臃肿，属于正常现象，不用
过分介意。产后是重塑美丽身材和崭新
形象的大好时机，重要的是要找对方法。

特别定制的 6 个月瘦身计划，通过合理
的饮食、科学的运动以及生活细节的自
我调理，引导产后妈妈一步步恢复窈窕
身材，重拾对美的自信！

掌握饮食智慧
——以清淡、易消化的食物为主

产后瘦身不能按照一般的减肥方法

身材变样、产后肥胖也跟随着宝宝一起来了，这是令每一位当妈妈的女人最头疼的问题，镜中那个胖了好几圈的自己简直让自己不忍直视。于是女人们爱美的天性开启了，寻找各种减肥的方法准备瘦身。

但是，产后妈妈的减肥是不能按照一般的减肥方法进行的，比如节食减肥、高强度运动减肥，甚至吃减肥药减肥。这是因为女人经历分娩后，身体各部分还在恢复当中，经不起高强度的运动锻炼，而且，为了保证产后乳汁充沛，产后妈妈需要补充营养，不能节食更不能吃减肥药。

所以，产后瘦身决不能为了追求速成效果而盲目地选择减肥方法，不科学的减肥不仅会对女人的身体造成伤害，而且会影响宝宝的健康。

坚持母乳喂养是促进脂肪燃烧的第一选择

现在，全世界范围内都在提倡母乳喂养，因为母乳能为宝宝提供无法替代的营养物质，增强宝宝免疫力，而且母乳喂养有利于产后妈妈瘦身。

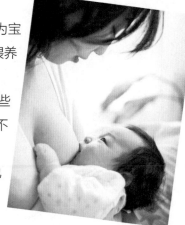

女人在分娩前体内会积存许多热能，乳汁的分泌为这些热能的消耗找到了途径，如果产后不哺乳，积存的热能就不能散发出去，继续囤积在体内容易使产后妈妈发胖。

另外，母体内的葡萄糖会转化为乳糖进入乳汁，这也是消耗能量的一个很好的途径。

多吃易消化的粥、软烂的面条

坐月子期间，保证营养均衡的饮食对妈妈的身体健康十分重要。不过，这也不是说想吃什么就可以吃什么，要选择营养高并且易消化的食物。

因为坐月子期间妈妈的肠胃功能还在恢复中，大量进补容易造成肠胃功能紊乱。粥、软烂的面条、蔬菜汤、清淡的鱼汤是坐月子前期最好的选择。随着妈妈身体的恢复，后期可以逐渐增加富含蛋白质、碳水化合物和含适量脂肪的食物。产后妈妈需按照身体恢复的状况来进补，若是吃太多养分高又难消化的食物，身体也无法吸收。

没下奶之前，千万不要喝下奶汤

产后要让宝宝尽早吸吮乳房，以使乳腺管畅通，而乳腺管畅通了就容易下奶了。有些妈妈经过宝宝吸吮就会下奶，有些妈妈则会出现乳房肿胀、发热等，这时就要通乳了，一定要遵医嘱。

产后妈妈如果在乳腺管还没有彻底通畅、没有下奶之前，喝下奶汤，就会导致乳汁一下子出来堵塞乳腺管，出现乳房胀痛现象。所以没下奶之前，千万不要喝下奶汤。

千万不能节食

看到自己臃肿的身材，妈妈往往会难以接受，因此可能会在月子期间急于节食减肥。这样做不但对妈妈健康不利，对宝宝也无益处。

为了保证哺乳需要，产后妈妈一定要摄入营养丰富的食物，保证每天足够的热量。如果因为急于恢复身材而节食，乳汁的营养就会不足，容易导致宝宝营养不良、免疫力低下。而且，妈妈恢复身体也需要营养，所以千万不能节食减肥。

剖宫产妈妈排气后再进食

一般来说，剖宫产妈妈术后12～24小时会排气，24小时内不排气需要找医生给予指导，如早下床走动、做按摩、服药等。术后6小时可以少量喝点白水、萝卜水等来促进肠道蠕动，帮助尽快排气。排气后，可以先进食流食1天，但别进食牛奶、豆浆、浓糖水等容易胀气的食物。待情况好转后再给予半流食1～2天，再转为普通膳食。

少量多餐，饿了就吃

妈妈产后肠胃功能还没有完全恢复，一次吃太多会给虚弱的肠胃带来负担，少量多餐才有助于肠胃功能的恢复。另外，因为刚经历了生产，妈妈的胃口不是很好，除了一日三餐的正常饮食，可以在两餐之间适当加餐，或者饿了随时吃。

吃菜有点咸味就行，盐别多放

过去有一种说法，产妇在坐月子期间不能吃盐，吃了对妈妈和宝宝都不好，这是不科学的。盐中含有钠，钠缺乏会影响体内电解质平衡，弄得妈妈没了胃口，食欲不振，营养缺乏，影响泌乳。但是吃盐多了也不好，如果产后妈妈每天摄盐过多，就会加重肾脏的负担，对肾脏不利，使血压升高，同时不利于新生儿的肾脏健康。

所以，妈妈产后可以吃盐，但是不要口味过重，以饭菜中有点咸味为度。

将普通盐换成低钠盐

普通食盐的主要成分是氯化钠，不含钾。低钠盐不只含有氯化钠，同时还含有氯化钾和硫酸镁，有助于改善体内钠、钾、镁的平衡。而且，低钠盐的咸味略淡，更适合妈妈在月子期间食用。

另外，低钠盐所含的高钾成分在预防高血压方面的作用不容忽视。

哺乳妈妈也不需要大吃大喝

传统观念里，产后必然要大补，这样才能有充足的乳汁。但是究竟需不需要大补呢？

哺乳妈妈进补不可一概而论。现代人平常的饮食已比较丰富，产后妈妈的饮食比日常饮食稍增加些营养即可，不需要大吃大喝，否则可能会导致"虚不受补"的现象。

花生仁小米粥

小米非常适合产后妈妈食用，富含 B 族维生素，对于产后气血亏损、体质虚弱的妈妈有很好的补益作用，还能健脾开胃、促进睡眠。

材料 花生仁 30 克，小米 100 克。

做法

1 花生仁洗净；小米洗净。

2 锅置火上，加适量清水煮沸，把小米、花生仁一同放入锅中，大火煮沸，转小火继续熬煮至黏稠即可。

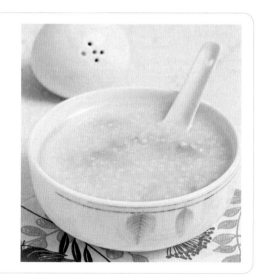

多彩蔬菜羹

这款汤色彩诱人，能让产后妈妈比较有食欲，还能提供丰富的维生素和矿物质，可振奋精神、提高抵抗力、促进恢复。

材料 白菜、油菜各 100 克，胡萝卜 50 克，鲜香菇 3 朵。

调料 葱末 3 克，盐 1 克，水淀粉、植物油各适量。

做法

1 白菜、油菜择洗干净，切末；胡萝卜洗净，切末；鲜香菇洗净，去蒂，放入沸水中焯烫 1 分钟，捞出，切末。

2 锅置火上，倒油烧至七成热，炒香葱末，放入胡萝卜末略炒后倒入适量清水煮至胡萝卜八成熟，下入白菜末和油菜末煮至断生，加香菇末，用盐调味，用水淀粉勾薄芡即可。

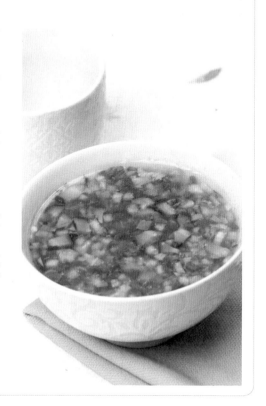

讲究生活细节
——及时使用收腹带

收腹带不仅能瘦腰腹，还能防内脏下垂

怀孕期间，子宫变大，腹壁松弛，会导致产后肚子变大、腹肌变松。而产后子宫还未恢复，内脏失去支撑很容易下垂，内脏下垂是女性疾病和未老先衰的根源。产后用收腹带能帮助缓解内脏和子宫下垂，还有助于让怀胎十月的肚子尽快回缩、提臀，告别松弛的大肚腩和大屁股。

顺产后什么时候用收腹带

顺产后第 3 天就可以使用收腹带，但不能一天到晚都系着，避免长期使用影响血液循环。最好是下床活动时系上，在床上躺着或者坐着休息时解开。顺产后第 7 天，可以延长时间，系一两个小时后，就应该解开，让腰腹放松一会儿。

而产后 6 个月内体内脂肪是流动的，是重塑体形的最佳时机，所以利用收腹带重塑体形可以从产后第 3 天开始，持续半年效果最好。

建议选择有弹性的收腹带，避免造成血液循环不畅或影响妈妈的日常活动。市面上有各种类型的收腹带，设计各不相同。在选择收腹带时除了关注它的弹性如何，还要考虑材质的透气性和长度，应该选有弹性、透气好、高腰、较长的收腹带。

剖宫产后什么时候用收腹带

剖宫产妈妈在做完手术后腹部会留下伤口，所以不能马上用收腹带，以免引起伤口感染。建议剖宫产妈妈在伤口完全愈合后再用收腹带，一般是在分娩 2 个月后。使用收腹带时，不要一直系着，隔一两个小时可以放松一下，而且要在睡前取下，同时要避免束缚太紧。

安全瘦身运动
——根据身体情况及早下床

坐月子不等于卧床不动

刚生完宝宝的妈妈身体虚弱，所以需要坐月子来充分调理身体，帮助身体复原。但是，坐月子期间一味地卧床休息对妈妈也不利。所以妈妈既不能卧床不动，也不能过早、过量运动，而要劳逸结合，适当锻炼，稍有累感就要躺下休息。

顺产后 6~8 小时可以起身坐一坐

正常情况下，家人应督促顺产妈妈在产后 6 ~ 8 小时坐起来，因为总是躺在床上，不利于体力的恢复，还容易降低排尿的敏感度，可能会妨碍尿液排出，引起尿潴留，甚至导致血栓形成。

下床活动要防止眩晕

妈妈分娩时可能会因失血过多和用力过度而伤元气，导致脑部供血不足，出现眩晕的情况。经过 1 天的恢复，这种情况已经有所缓解，但妈妈下床时仍要有家人陪同，避免眩晕摔倒。

妈妈下床前应先在床头坐 5 分钟，确认没有不舒服再起身。

下床排便前要先吃点东西恢复体力，避免晕倒在厕所内。此外，上厕所的时间不要太久，蹲下站起动作要慢。

一旦出现眩晕现象，妈妈要立刻坐下来，在原地休息，并喝点热水，等不适感觉消失后再回到床上。

剖宫产后第一天要勤翻身

妈妈在剖宫产术后会有不同程度的肠胀气，此时在家人的帮助下多做翻身动作，有助于促进麻痹的肠肌恢复蠕动功能，从而使肠道内的气体尽早排出，避免肠粘连。

另外，剖宫产后恶露排出的量会比自然分娩后恶露排出的量少，多翻身有助于恶露排出，避免恶露淤积在子宫内引起感染。

所以，忍住疼痛多翻身是剖宫产妈妈尽快排气、排恶露的一大秘诀。

剖宫产后第二天可起身坐一坐

剖宫产妈妈不能像自然分娩的妈妈一样产后 24 小时就下床活动，但是可以在第二天起身坐一坐，这也有助于排恶露、避免肠粘连，有利于子宫切口的愈合。

剖宫产妈妈可以在床上做做深呼吸运动

剖宫产妈妈在产后做适当的运动，对于体力恢复和器官复位有很好的促进作用，但是不要做剧烈运动，避免影响剖宫产刀口的愈合。在床上休息时做做深呼吸运动，配合活动一下手腿。

剖宫产后要待伤口愈合后再开始瘦身运动

很多人觉得剖宫产后要静卧不动，等待体力恢复，这是一种认识误区。只要妈妈体力允许，就应尽早下床活动并逐渐增加活动量。但是要跟顺产妈妈的瘦身运动方案有所区别，一是因为剖宫产刀口恢复需要时间；二是剖宫产后妈妈腰腹部比较脆弱，强行锻炼会对身体造成损伤。建议剖宫产后 4 周左右等刀口愈合后，再进行瘦身运动。

帮助剖宫产妈妈捏捏全身肌肉，可避免肌肉僵硬

剖宫产手术后，在麻醉药效还没有完全消退时，妈妈会感到下肢麻麻的，这时家人要帮助妈妈捏捏四肢，如捏捏双臂和双腿，以避免妈妈肌肉僵硬，为妈妈尽早排便和下床行走做准备。

掌握饮食智慧
——胃口慢慢变好，但不宜大补

注意饮食也要合理控制体重

进入产后第 2 周，妈妈的身体有一定程度的恢复，这个时候可以进行轻微的活动。同时要注意饮食营养，保证乳汁的充分分泌，但也要合理控制体重。

产后妈妈更应该建立体重管理的概念，适量补充营养就好，不要暴饮暴食，也不宜补充过多的特殊补品。合理控制体重不仅对身体恢复有利，而且能避免一些慢性疾病的困扰。

一定要按时吃早餐

月子里妈妈按时吃早餐是非常重要的。因为经过一夜的睡眠，妈妈体内的营养已经消失殆尽，血糖浓度偏低，如果不能及时补充碳水化合物，就会出现头昏心慌、四肢无力、精神不振等症状。而且，哺乳妈妈需要更多的热量来哺喂宝宝，所以，这时的早餐应该比平时更丰富。

产后不要盲目大补

坐月子期间一味地吃大鱼大肉进补，是老观念了，早已经不适合现代女性。现代人的生活富裕，营养并不匮乏。关于产后的营养问题，中国营养学会建议产后月子期女性平衡膳食，主要包括：增加鱼、禽、蛋、瘦肉及海产品摄入量；适当增加奶类摄入，多喝汤水；保证饮食多样，不过量；忌烟酒，避免浓茶和咖啡。盲目进补有时会适得其反。

每天搭配 50 克粗粮，减肥不减营养

在主食的摄入中，适量增加一些相对于大米、白面这些细粮以外的全谷物和杂豆类食物，如小米、高粱、玉米、荞麦、燕麦、薏米、红豆、绿豆等，它们膳食纤维含量较高，可以在胃肠内限制糖分与脂肪的吸收，有效增加饱腹感，抑制人的食欲，进而减少热量的摄入，有助于减肥。另外，五谷杂粮中的膳食纤维还能够促进肠道的吸收和蠕动，达到润肠通便的作用。

同时，主食中搭配粗粮可以提高食物的营养价值，如谷类蛋白质中赖氨酸是限制性氨基酸，含量低；豆类蛋白质中蛋氨酸也是限制性氨基酸，含量低，但富含赖氨酸，此时将谷豆搭配，它们各自的限制性氨基酸正好互补，就能大大提高蛋白质的营养价值。

一日主食举例

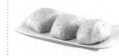

杂粮馒头
面粉 50 克
燕麦 25 克

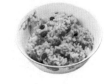

红豆饭
大米 75 克
红豆 25 克

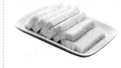

玉米面发糕
玉米面 20 克
白面 30 克

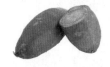

蒸紫薯
紫薯 100 克

别太怕脂肪，摄入不超过总能量的 1/3 即可

脂肪是人体器官和组织的重要部分，有着不可替代的地位，为了减肥完全不摄取脂肪类食物是不科学的。但是，脂肪也是一个很让人纠结的东西——既能满足身体对热量的需求，又很容易摄取过量造成肥胖。因此，脂肪的均衡摄入是非常重要的。成人每日的脂肪摄入量应占总热量的 20% ~ 25%，如果是减肥期间，还要适当减少摄入量。

建议多摄入富含不饱和脂肪酸的食物，如鱼类，鱼肉中富含不饱和脂肪酸，有助于降低胆固醇。相对而言，最好少吃含有饱和脂肪酸的食物，如猪肉。

鸡肉山药粥

鸡肉的蛋白质消化吸收率高，有助于改善产后妈妈虚弱等症状。

材料 大米、山药各 100 克，去皮鸡肉 200 克。

调料 盐、葱花、植物油各适量。

做法

1 山药去皮洗净，切小块；鸡肉洗净，切小丁，入沸水焯烫，捞出，沥干。

2 油烧热，葱花爆香，放鸡肉丁翻炒熟后盛出备用。

3 大米淘洗干净，放入砂锅中，加适量水，大火烧开，加入鸡肉丁和山药块，继续烧开后转小火熬煮，直至粥熟加盐调味即可。

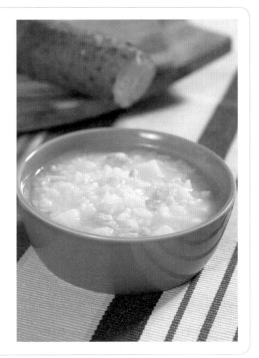

红菇炖蒸鸡

调理产后五脏亏虚

材料 净土鸡 300 克，干红菇 15 克。

调料 姜片 8 克，盐 2 克。

做法

1 净土鸡洗净，切小块，放入开水中焯去血水，然后放入锅中，加入适量清水和姜片，上锅蒸 30 分钟。

2 干红菇去蒂，用水泡发，洗净，然后放入炖鸡锅中，继续蒸炖 10 分钟，加盐调味即可。

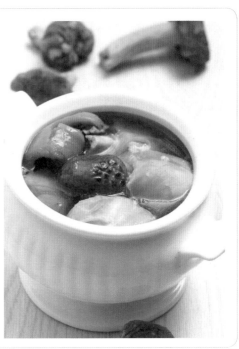

讲究生活细节
——细心做好身体护理

涨奶时一定不要挤压乳房

如果妈妈哺喂的间隔时间太长，或乳汁分泌过多，孩子吃不完，乳汁就无法被完全移出，乳腺管内乳汁淤积，让乳房变得肿胀且疼痛，就是常说的"涨奶"。妈妈涨奶时要及时喂宝宝，如果乳汁分泌过多，宝宝吃不了，应用吸奶器把多余的奶吸空。这样既能解决乳房胀痛问题，又能促进乳汁分泌。涨奶时注意不要挤压乳房，否则容易诱发乳腺炎。

涨奶疼痛难熬时可采取的舒缓不适的办法

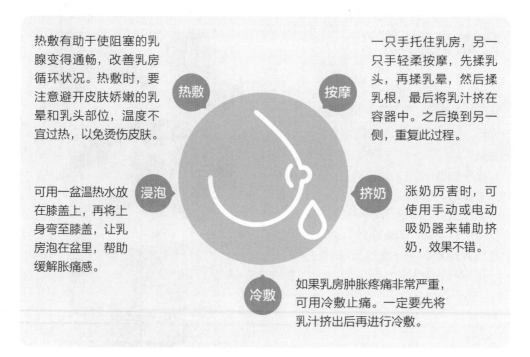

热敷有助于使阻塞的乳腺变得通畅，改善乳房循环状况。热敷时，要注意避开皮肤娇嫩的乳晕和乳头部位，温度不宜过热，以免烫伤皮肤。

热敷

一只手托住乳房，另一只手轻柔按摩，先揉乳头，再揉乳晕，然后揉乳根，最后将乳汁挤在容器中。之后换到另一侧，重复此过程。

按摩

可用一盆温热水放在膝盖上，再将上身弯至膝盖，让乳房泡在盆里，帮助缓解胀痛感。

浸泡

涨奶厉害时，可使用手动或电动吸奶器来辅助挤奶，效果不错。

挤奶

冷敷

如果乳房肿胀疼痛非常严重，可用冷敷止痛。一定要先将乳汁挤出后再进行冷敷。

用软毛牙刷、温水，天天刷牙

"坐月子不能洗脸、刷牙"，这是旧习俗，并不提倡，从今天的医学角度来看，这种说法不仅毫无科学依据，还会危害妈妈和宝宝的健康。

因为在妊娠的时候，牙齿就面临很多健康问题，变得脆弱，如果在月子期间不刷牙，就会给细菌的滋生提供温床，导致各种牙病，如牙周炎、龋齿、龋齿脓肿等。所以妈妈在月子期一定要刷牙，而且要用软毛牙刷、温水天天刷牙。

软毛牙刷可以保护妈妈比较脆弱的牙齿，不伤害牙龈，刷牙时要动作轻柔，"竖着"刷。产后妈妈身体还比较虚弱，对寒冷的刺激较敏感，所以要用温开水刷牙，避免对牙齿和齿龈刺激过大。

便后要冲洗外阴

阴道内或生殖道创面极易受到各种病菌的侵害，从而造成感染。同时，分娩会消耗相当多的体力，容易导致身体抵抗力降低，造成某个身体部位甚至全身出现炎症。所以，为了预防产后感染，在坐月子期间，应该经常清洗私处，保持外阴清洁。

如果会阴没有伤口，每次冲洗时，要先擦去分泌物，然后用清水先冲洗外阴，再洗肛门处。如果会阴有伤口，要注意观察伤口的愈合情况，检查伤口有无渗血、血肿、硬结及异常的分泌物等。

及时更换卫生巾

分娩后一段时间内，体内会有一些血液混杂着坏死脱落的子宫内膜等经阴道排出，我们通常称之为恶露。恶露会从阴道排出，所以要及时更换干净的会阴垫或卫生巾，保持外阴清洁，以预防感染。

剖宫产后可以淋浴，以 5～10 分钟为宜

剖宫产后一周就可以淋浴了，但不可坐浴；洗浴时间不宜太久，时间以 5～10 分钟为宜，以 37～40℃的水温最为适宜。洗完要注意保暖，迅速擦干身体，及时穿好衣服，并吹干头发，以免受凉感冒。

安全瘦身运动
——开始做做产褥操

　　顺产妈妈在产后 6~7 天可以开始练习产褥操，帮助子宫恢复和恶露排出，促进膀胱功能恢复，加强胃肠功能，还可以缓解盆底肌肉和韧带的紧张度。

1 仰卧，双手贴在身体两侧，吸气收腹；呼气同时做缩肛运动 50 次。

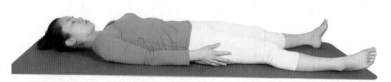

2 双腿并拢缓缓抬起，尽量使腿和身体成直角，然后放下。重复动作 10 次。

3 双腿在空中交替做骑车蹬腿运动。最开始可以做 10 分钟，然后根据身体适应能力逐渐增加时间。

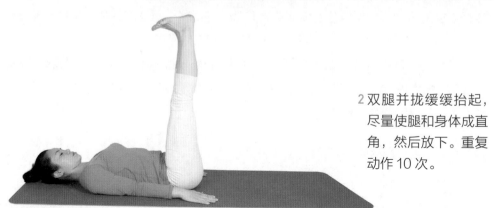

掌握饮食智慧
——补血养气，提高乳汁质量

产后应进食滋阴补血的食物

妈妈在产后一定要注意合理膳食，营养摄入均衡，尤其是蛋白质、维生素、铁等造血原料要供给足够。动物肝脏、动物血和瘦肉是补铁的最佳选择。胡萝卜不仅含有铁质，还含有丰富的胡萝卜素，有助于消化吸收。

蛋、豆制品、红枣、桂圆也是不可少的。另外，新鲜果蔬中的维生素 C 可以使植物性食物中铁的吸收率提高 2~3 倍，所以哺乳妈妈也应该多摄入新鲜果蔬。

催乳提上日程，多喝汤汤水水

从本周开始，催乳就要被正式提上日程了，乳汁分泌不好的妈妈应该想办法催乳了。比如，可以喝催乳汤，汤水要多才能下奶；还可以吃一些利水去肿的食物，如乌鸡、鱼、蛋、红豆、芝麻、银耳、核桃、玉米等。常用食谱如：花生红豆粥、核桃枸杞紫米粥、黑芝麻花生粥、鱼头豆腐汤、酒酿蛋汤、花生猪脚汤、海带豆腐汤等。

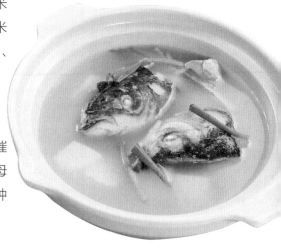

药膳有很好的催乳功效

药膳是药物与食物的结合，既营养又催乳，可谓一举两得。如莴苣子粥、山药炖母鸡、炒黄花猪腰、王不留行炖猪脚，就是 4 种实用、美味的催乳药膳。

花生牛奶

花生含有丰富的蛋白质和脂肪，对产后女性乳汁不足者有养血通乳的作用。

材料 花生仁 35 克，牛奶 250 克。

做法

1 花生仁煮熟，备用。

2 将花生仁和牛奶放入豆浆机中，按下"豆浆"键，煮熟倒出即可。

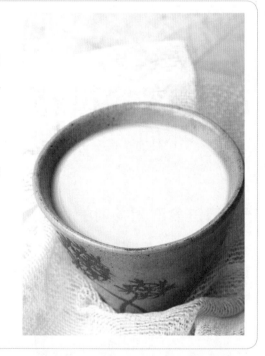

羊肉胡萝卜粥

增强体质

材料 大米、胡萝卜各 100 克，羊肉 75 克。

调料 葱末、姜末各 5 克，盐 3 克。

做法

1 大米洗净，浸泡 30 分钟，控水；羊肉、胡萝卜分别洗净，切片。羊肉放开水中焯熟。

2 锅置火上，放入大米，加适量水熬煮成粥，放入羊肉片、胡萝卜片煮熟，加盐、葱末、姜末调味即可。

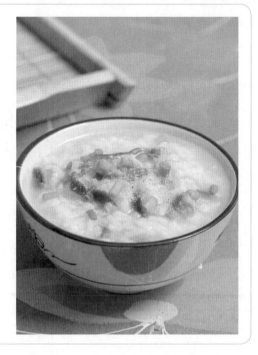

讲究生活细节
——产后妈妈要穿哺乳文胸了

必须穿哺乳文胸了

很多妈妈坐月子期间嫌麻烦不穿文胸，这是不好的。因为文胸是很重要的，它能撑托乳房，防止乳房下垂；它能促进乳房血液循环，加速乳汁分泌；它也能避免乳汁淤积而引起乳腺炎；它还能保护乳头免受摩擦。

如何选择哺乳文胸

要根据自己乳房的大小及时调换文胸的大小和罩杯的形状；文胸的带子要有一定的拉力，能将乳房向上托起；应选择透气性好、纯棉布料的文胸；最好穿胸前有开口的文胸，方便给宝宝喂乳。

一般来说，哺乳文胸的款式有三种：全开口式、开孔式、前扣式，根据个人需要自行选择。

1. 材质最好选棉质的，天然透气。

2. 尽量选择内里为白色的，不含漂白剂、染色剂，不会造成肌肤不适。

3. 在尺码选择上，宁大勿小、宁松勿紧，至少比平时的罩杯大一号，否则会压迫胸部，从而影响乳汁分泌。

4. 选择对乳房有一定支撑作用的软性钢圈更好。

5. 选择 4/4 全罩杯、加宽肩带的文胸，给乳房提供足够的提拉。

> **Tips**
>
> 哺乳文胸很娇气，清洗和晾晒有讲究。要用内衣专用的中性洗剂单独手洗，洗好后把带子放入罩杯中，握在掌心挤压水分，这样可以避免罩杯变形。晾晒时，要以三点悬挂，不要用肩带挂，因为水分的重量会将肩带拉长。

近视眼的妈妈，产后需要重新验光

近视眼的妈妈，产后应复查一下视力，以检查产后屈光度是否发生变化。如果确定已经发生了改变，应及时配新眼镜，这样对产后眼睛的康复有重要的作用。

充足睡眠，加速恢复好身材

有一种听起来很酷的产后瘦身方法叫"梦幻睡眠法"，这种方法主要利用身体的"瘦素"，在睡眠中促进新陈代谢，通过提高热量消耗来减少脂肪。

所谓"瘦素"，是指人体本身分泌的生长激素（HGH），这种激素可以帮助加速体内脂肪的燃烧。HGH在晚上睡眠时间23：00至凌晨2：00分泌最多，特别是在入睡一个半小时后最旺盛。虽然在睡眠时身体机能运行缓慢，但是贮存在体内的热量仍然不断消耗，新陈代谢仍会持续进行。

人体越年轻健康，细胞的代谢功能就越强，睡眠状态时消耗的热量就越多，所以睡得好才能瘦身。睡得好是指有充足的睡眠时间和好的睡眠质量。

好的睡眠质量标准：

①在10～20分钟内入睡；

②一觉到天亮，睡眠时无噩梦；

③偶尔醒来又能在5分钟内入睡；

④睡眠时做梦但早上会很快忘记；

⑤早上起床神清气爽，精力充沛。

弯腰时，不要用力过猛

产后妈妈在拿取物品的时候，特别是举重物、举高东西、弯腰捡东西的时候，注意动作不要过猛，以避免拉伤腰部肌肉。若腰部不适，在抱宝宝的时候尽量用手臂和腿的力量，腰部少用力；捡东西的时候不要猛然弯腰，最好先将双腿前后分开，再下蹲，这样保持重心稳定的同时也分散了腰部用力。

Tips

宝宝睡你就睡

到了现在，妈妈的身体已经有所恢复，能做的事情也多了，如喂奶、换尿布、哄宝宝睡觉等，这些都让妈妈的休息睡眠时间大打折扣。睡眠质量下降加上劳累，让很多妈妈疲惫不堪。所以，为了自己和宝宝的健康，妈妈要根据宝宝的生活规律调整自己的作息时间，当宝宝睡觉的时候，妈妈也要抓紧时间休息，这样才能保证有足够的精力照顾好宝宝。

安全瘦身运动
——健身球帮助矫正骨盆

1 仰卧，双腿放在健身球上面做腹式呼吸。

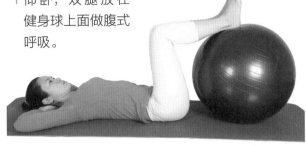

2 吸气的同时抬起臀部，放松，保持5秒。

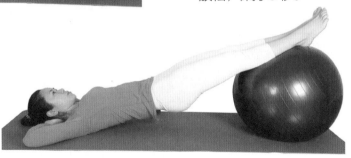

3 两个膝盖夹紧健身球，且收缩肛门，重复10次。

扫一扫
一起做瘦身运动

4 上身抬起，保持5秒，再平躺下来。

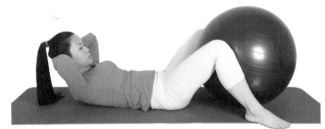

掌握饮食智慧
——增强体质，补充体力

合理搭配食物，提高蛋白质的营养价值

蛋白质的营养价值高低与其所含的氨基酸种类和数量有关，因此，通过把不同种类的食物搭配在一起可以取长补短，提高蛋白质的营养价值。植物性食物中的豆类、坚果、谷类等也含有蛋白质，其中黄豆及其制品中的蛋白质可提供人体所需的必需氨基酸，其他植物蛋白质不能提供全部的必需氨基酸，与其他食物混合食用可以实现互补。将豆类和谷类混合食用，比如馒头配豆浆，它们的蛋白质营养几乎和牛肉相当。

玉米、小米、黄豆混合食用时，蛋白质的生物效价比单独食用任何一个都要高。素食之间的合理搭配对于患有高脂血症、冠心病等疾病的妈妈来说，既能保证足够的蛋白质摄入，又能避免过量摄入肉类而导致的高脂肪、高胆固醇。

补充维生素 A，防止宝宝生长缓慢

维生素 A 和细胞的完整性有关，能够帮助细胞对抗氧化，增进免疫细胞的活力，提高免疫细胞的数量。哺乳妈妈的乳汁中如果缺乏维生素 A，就会使宝宝生长缓慢，并对宝宝眼部、呼吸道、泌尿系统的健康发育产生不良影响。

β - 胡萝卜素	体内转化 ➡	维生素 A
富含的食物 胡萝卜、南瓜、芒果、木瓜		**富含的食物** 动物肝脏（猪肝、牛肝等）、蛋黄、奶类

一品豆腐汤

豆腐含有丰富的钙，有助于促进骨骼发育，帮助新妈妈补充体力。

材料　豆腐 100 克，水发海参、虾仁、鲜贝各 25 克，枸杞子少许。

调料　盐、白糖各适量。

做法

1　豆腐洗净，切小丁；水发海参剖开，去内脏后洗净，切小丁；虾仁去虾线后洗净，切小丁；鲜贝洗净，切小丁；三种海鲜均焯水；枸杞子清洗干净，备用。

2　锅置火上，倒入适量清水烧开，放入豆腐丁、海参丁、虾仁丁、鲜贝丁、枸杞子煮 3 分钟，加入盐、白糖调味即可。

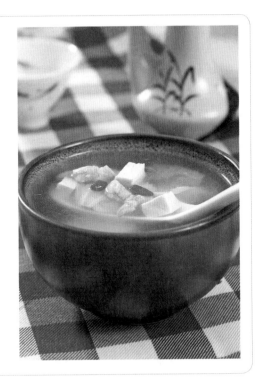

红豆红枣豆浆

红豆富含叶酸，有催乳的功效，红枣能补益气血、通乳，对产后体力恢复和乳汁分泌都有很好的功效。

材料　黄豆 40 克，红小豆、红枣各 20 克。

做法

1　黄豆用清水浸泡 10~12 小时，洗净；红小豆淘洗干净，用清水浸泡 4~6 小时；红枣洗净，去核，切碎。

2　将黄豆、红小豆和红枣碎倒入全自动豆浆机中，加水至上、下水位线之间，煮至豆浆机提示豆浆做好，过滤后即可。

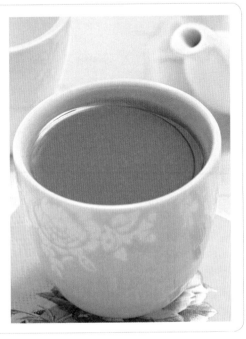

讲究生活细节
——漏奶不要过于着急

漏奶到底是怎么回事

　　生完宝宝后奶水不断外流，俗称漏奶。医学上说，漏奶是指乳房不能储存乳汁的现象。漏奶和哺乳过程中的泌乳反射、条件反射及乳房结构等有关。有些妈妈产后气血虚弱，也可能发生漏奶现象。

乳房结构

如果妈妈乳头位置较低，也较容易出现漏奶现象。此外，如果妈妈奶水过多，宝宝没有吸光，也会出现漏奶现象。

泌乳反射

在乳汁开始分泌的前几周，宝宝频繁吸奶会导致乳房出现泌乳反射，乳房受到刺激可能发生漏奶的现象。

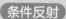

条件反射

妈妈看到别的妈妈哺乳时，会发生自身条件反射，出现漏奶现象。此外，如果乳房淤积过多乳汁，也会出现泌乳反射，也可能产生漏奶现象。

产后气血虚弱

妈妈在分娩时耗费了大量精力，且失血过多，加上产后饮食不均衡、休息不足，容易出现气血虚弱，进而发生漏奶。

漏奶别着急，保持心情平定、放松

有漏奶问题的妈妈，一定不要过于着急，要保持心情平定、放松，虽然没有什么百分之百有效的方法能避免哺乳期漏奶，但是可以采取一些应急措施。

1. 佩戴合适的文胸，将乳房高高托起，保持乳头的位置不下垂。

2. 当感觉乳胀时，要及时喂哺或将乳汁吸出。

3. 减少刺激，尽量避免看到能够带来条件反射的场面。

4. 事先准备些干净毛巾或防溢乳垫带在身边，以备擦拭，防止打湿衣物。在公共场合出现紧急情况时，可以双手交叉用劲按压胸部，防止奶水很快流出，然后到卫生间处理。

不要过于担心形象，对产后恢复充满信心

有些妈妈看到自己产后一身的赘肉、脸上的妊娠斑、身上的妊娠纹就非常担心，怕这些会影响自己的形象。其实，这时不必过于担心。关于身材的问题，等产后身体彻底恢复后再瘦身也来得及，只要坚持运动和合理饮食，身材很快就会恢复到产前水平。

关于妊娠纹和妊娠斑，虽然不能完全消除，但可以通过按摩、涂抹保湿的护肤品等方法进行淡化，也不会影响美观。

要好好保护手腕，避免疼痛

妈妈要经常抱着宝宝喂奶，还要做些简单的家务，再加上玩手机、电脑等，这些都会导致手腕过于疲劳，造成手腕疼痛。所以，妈妈要学会抱宝宝的正确姿势，并减少玩手机和电脑的时间，多注意休息。如果调整了一段时间后，手腕仍不舒服，就应该就医，看是否患了肌腱炎，如果是，则需要在医生的指导下进行治疗。

安全瘦身运动
——可适当增加运动量

脊柱伸展，塑造背部曲线

　　坐在椅子或沙发上的时候，双手用力撑住身体，做出要站起来的样子，每 10 个一组，每天做三组，长期坚持下去，有助于消除肩膀多余的脂肪。同时，再配合下面的脊柱伸展运动，可以帮助打造完美的背部曲线。

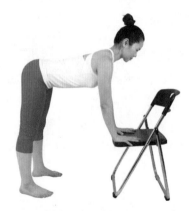

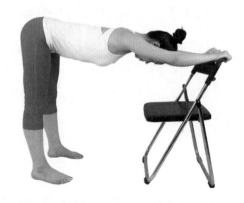

1 选一把折叠椅，靠墙固定放好，避免晃动。双脚分开站立，与肩同宽，双手支撑在椅面上，感受背部的伸展。

2 继续保持背部伸展，双手慢慢上移抓住椅背，强化伸展效果。

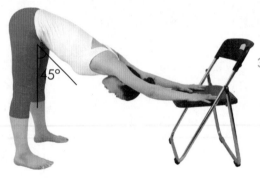

3 双手再回到椅面，手指并拢用力支撑，双脚向后移动，背部下压呈 45°继续伸展。

扫一扫
一起做瘦身运动

做做颈部运动，缓解哺乳引起的颈部酸痛

妈妈生产时体内会分泌肌肉松弛素，导致全身关节部位的肌肉松弛，关节的保护作用减弱。由于需要长时间低头喂宝宝吃奶，所以哺乳妈妈很容易出现颈部酸痛。颈部运动可以帮助锻炼颈部肌肉，缓解酸痛。

仰卧在瑜伽垫上，双肩着地，双手平枕在脑后，颈部向右转，然后再向左转，根据自己的身体情况重复动作。

转肩运动，预防肩部疼痛

产后妈妈抱宝宝的时间比较长，容易造成双臂和肩膀的疲劳，导致疼痛。多做些双臂运动，有助于促进血液循环，缓解疲劳。

站立或取坐位，屈臂，手指轻搭在肩上，肘部带动肩膀关节顺指针方向转动 10 次，再逆时针转动 10 次。

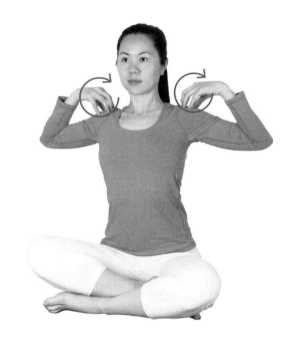

这些小动作，随时都可以做

瘦身运动不一定非要拿出大块的时间，日常生活中随时都可以进行。如适当洗衣服、做饭、收拾屋子；坐的时间长了站一会儿做做提肛运动，或者用脚尖站立，绷紧腿部和臀部肌肉，或者在屋里走几圈；上下电梯时，可以将头、背、臀、脚跟紧贴电梯墙站直，别小看乘电梯的这几分钟，养成习惯会让身体挺拔、优美。

掌握饮食智慧
——每天摄入的总热量别超标

保持热量平衡才能控制体重

瘦身的饮食基础就是维持"摄取热量＝消耗热量"的热量平衡，如果每天的饮食生活都能遵循此标准，怎么吃都不会胖。

第一步：要清楚自己的标准体重

标准体重（千克）＝身高（厘米）–105

【举例】一位身高160厘米女士的标准体重计算为：160-105=55千克。

第二步：计算出不同劳动强度下热量需要量

不同劳动强度下热量需要量	
不同劳动强度	**每千克体重所需要的热量（千卡）**
极轻体力劳动	30 ~ 35
轻体力劳动	35 ~ 40
中等体力劳动	40 ~ 45
重体力劳动	45 ~ 50
极重体力劳动	50 ~ 55（或60 ~ 70）

第三步：计算每日的热量需求

每天需要的总热量 = 标准体重 × 每天每千克体重耗费的热量

【举例】

比如，一位身高 160 厘米的女性，在办公室工作，属于极轻体力劳动，每天每千克体重耗费热量是 30 ～ 35 千卡。她每天需要的总热量计算为：55×（30~35）=1650~1925 千卡。

中国营养学会 1989 年 10 月提出了劳动强度分级的参考标准	
极轻体力劳动	以坐着为主的工作，如办公室工作
轻体力劳动	以站着或少量走动为主的工作，如教师、售货员等
中等体力劳动	如学生的日常活动等
重体力劳动	如体育运动、机械化的农业劳动等
极重体力劳动	如非机械化的装卸、伐木、采矿、砸石等

爱吃蔬菜和水果，既瘦又漂亮

科学研究发现，蔬菜和水果等植物性食物中含有很多植物营养素，这是不同于维生素和矿物质等的营养成分，不仅利于瘦身，抗氧化功效显著，还能提高机体抗病毒和抗癌能力。植物营养素有成千上万种，目前已经比较广泛地被人们所熟知的种类有：类胡萝卜素类、类黄酮类、多酚类等。

番茄红素
延缓衰老，保护皮肤免受紫外线伤害，保护心血管。
番茄、西瓜、木瓜、红彩椒

辣椒红素
减肥，促进面部血液循环，止痛消炎，提高免疫力。
辣椒

类胡萝卜素类
主要存在于红色、黄色的蔬菜和水果中

β - 胡萝卜素
可在体内转化成维生素 A，保护视力及皮肤健康。
胡萝卜、菠菜、芒果

玉米黄素
延缓衰老，抗癌，保护眼睛，预防白内障。
玉米、猕猴桃

讲究生活细节
——内调外养恢复快

天气晴朗时，可以出门活动了

如果天气温暖无风的话，妈妈可以带着宝宝到户外晒晒太阳了，既可以呼吸新鲜空气，还能让宝宝开始认识这个大千世界。此外，外出活动还可以缓解产后抑郁。

扮靓自己，也有助于瘦身

有些妈妈把时间都放在了照顾宝宝身上，没时间收拾自己，或是认为自己处于产后的特殊阶段，每天待在家中，也没有必要打扮，虽说不至于蓬头垢面，但是相比孕前的靓丽，这时候的妈妈还是逊色了很多。

建议产后妈妈不妨每天花点时间来打扮自己，比如，好好梳梳头，弄个漂亮的发型；好好洗个脸，做个脸部按摩……这样做不仅会增加身体的活动量，同时看到一个美丽的自己，有一个好心情，也会增加瘦身的动力。

拍拍足三里，胜吃老母鸡

常言说：拍拍足三里，胜吃老母鸡。足三里作为胃经上的合穴，是全身经脉流注汇合的穴位，是胃经经气的必经之处，而胃经与脾经又互为表里，所以按摩足三里可以调和气血、补中益气，同时还能起到瘦臀、瘦腿的功效。

每天可以用大拇指或中指用力按压两侧足三里穴各1次，每次按压5分钟。酸胀感较强才会有效果，如果只是轻轻按揉，是起不到作用的。

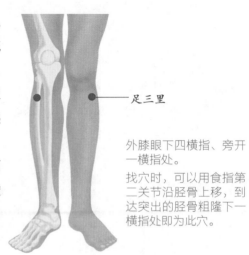

足三里

外膝眼下四横指、旁开一横指处。

找穴时，可以用食指第二关节沿胫骨上移，到达突出的胫骨粗隆下一横指处即为此穴。

安全瘦身运动
——关节不僵硬，想瘦哪里瘦哪里

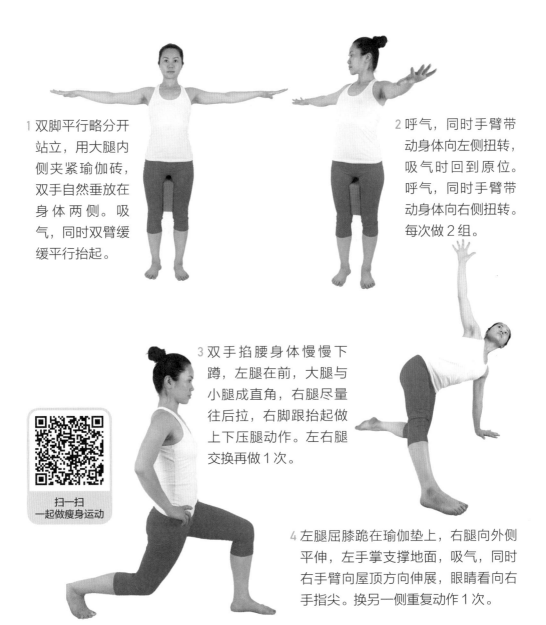

1 双脚平行略分开站立，用大腿内侧夹紧瑜伽砖，双手自然垂放在身体两侧。吸气，同时双臂缓缓平行抬起。

2 呼气，同时手臂带动身体向左侧扭转，吸气时回到原位。呼气，同时手臂带动身体向右侧扭转。每次做2组。

3 双手掐腰身体慢慢下蹲，左腿在前，大腿与小腿成直角，右腿尽量往后拉，右脚跟抬起做上下压腿动作。左右腿交换再做1次。

扫一扫
一起做瘦身运动

4 左腿屈膝跪在瑜伽垫上，右腿向外侧平伸，左手掌支撑地面，吸气，同时右手臂向屋顶方向伸展，眼睛看向右手指尖。换另一侧重复动作1次。

掌握饮食智慧
——无须刻意节食，跟赘肉说再见

选择看得见原貌的食物

减肥的成功，有 80% 在于吃的食物，换言之，懂得吃，就会瘦。建议挑选真正好的食物，把握一个简单的规则：看得见食物天然原貌。

也就是说，选择吃新鲜牛肉片、牛排，而不吃加工过的牛肉干，因为牛肉在加工过程中，会添加许多添加物，已经不是食物的原貌了。同样道理，吃鱼而不是吃鱼饺，吃水果而不是吃水果干，越天然越好。

增加膳食纤维的摄入

膳食纤维被称为人体不可缺少的"第七营养素"，能促进肠道蠕动，加快排便速度，防止便秘，增加饱腹感，减少热量囤积，有助于体重控制，而且脂肪含量相对较低，不用担心油脂摄取过量，特别适合产后妈妈。

蔬菜、水果、海藻、薯类、豆类食物中富含膳食纤维。产后妈妈每天吃约 250 克大麦和约 278 克苋菜，或者约 300 克玉米面和约 347 克西葫芦，就可以大大增加饱腹感，减少摄入量，同时促进肠道蠕动，增加身体代谢，帮助消耗更多热量。

三种瓜皮不要丢，瘦身又排毒

冬瓜皮、西瓜皮和黄瓜皮是所有蔬果皮中清热利湿、消脂瘦身作用最好的，因此产后妈妈可以将这三种瓜皮加入三餐中食用。食用西瓜皮的时候，需先刮去蜡质外皮，冬瓜皮需先刮去绒毛硬质外皮，这两种瓜皮可以炒菜吃，也可以煮水喝。而黄瓜皮可以直接食用，所以在吃黄瓜的时候尽量不要削皮。或者将三种瓜皮一起焯烫 1 分钟，冷却后凉拌食用。

讲究生活细节
——身体温暖，健康不发胖

温暖的身体不爱胖

当身体温度变低并开始感觉疲劳的时候，这就是开始变胖的预警了，要警惕！胖瘦跟身体的冷热有关，体温每上升 1℃，身体的基础代谢率将提高 12%，而且身体很"聪明"，哪里冷就往哪儿长肉。所以，希望自己拥有"会燃烧脂肪"的体质，最重要的就是不要让自己的身体冷下来。

"宫廷"回暖酒

材料： 远志、当归各 150 克，黄酒 1500 毫克。

方法： 将远志、当归粉碎，放入黄酒中浸泡一周后饮用。饮用时要温热，睡前饮用，每次 50 毫克。

一根擀面杖，驱寒排脂

拿一根擀面杖，煮热，用毛巾擦干。平躺，露出小肚子，趁热用擀面杖从中脘穴到气海穴单向擀压小肚子。动作要缓慢，力道要适中，有轻微酸痛感为宜。

中脘穴： 位于人体上腹部，前正中线上。胸骨下端和肚脐连接线中点即为中脘穴。

气海穴： 肚脐中下 1.5 寸。

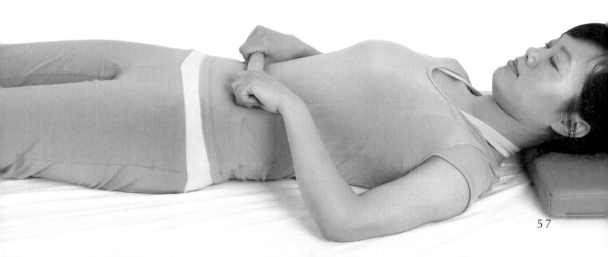

安全瘦身运动
—— 产后瑜伽好处多

虎式瑜伽，让臀部翘起来

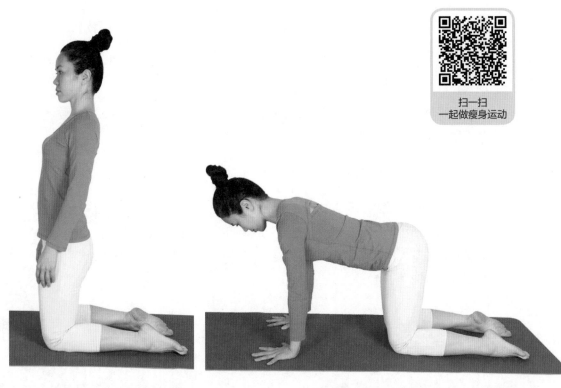

扫一扫
一起做瘦身运动

1 双膝跪地，打开与肩同宽，让小腿和脚面尽量贴近地面。上身直立，大腿与小腿成直角。

2 缓缓俯身向前，手掌着地，手臂垂直地面，脊柱与地面平行。

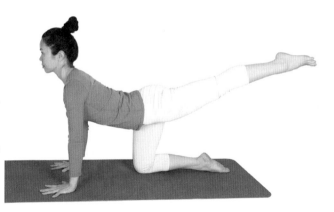

3 抬一侧腿笔直伸
展，同时抬头、
抬高下颌，伸展
颈部。

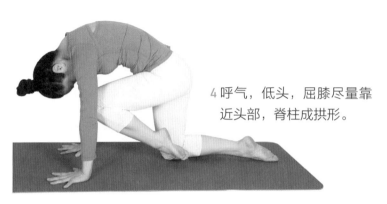

4 呼气，低头，屈膝尽量靠
近头部，脊柱成拱形。

5 收腿，头触地，收
下颌尽量靠近膝盖，
双臂自然向后伸展。

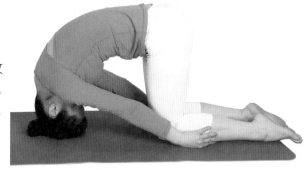

Tips

　　瑜伽是一项很好的帮助身体恢复的运动，有计划地适度进行瑜
伽锻炼，对身体和心理有诸多好处。
1. 改善血液循环，恢复皮肤弹性。
2. 减少脂肪囤积，帮助恢复体形。
3. 强化腹部及骨盆肌肉。
4. 舒缓心情，预防和缓解产后抑郁。

半脊柱扭转

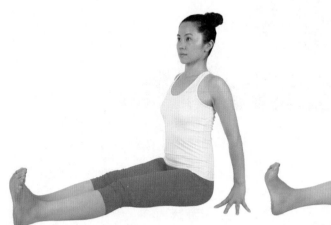

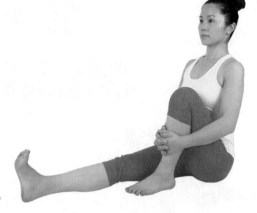

1 背部挺直坐在瑜伽垫上，双手自然支撑在身体稍靠后的位置。

2 右腿伸直，勾起脚尖，左腿弯曲，双手抱膝。

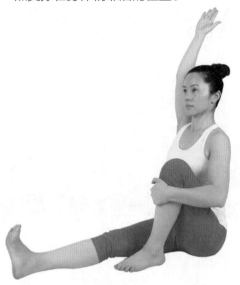

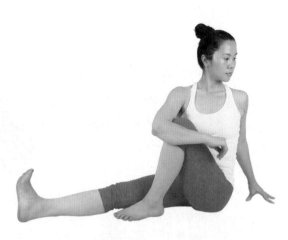

3 吸气，右臂贴近耳朵向上伸展，左手抱住左腿。

4 右手放在左膝上，左手放在身后，呼气，从胸椎开始向后方扭转，均匀呼吸，保持 15 秒。然后吸气，回到步骤 1，反方向做。

掌握饮食智慧
——又要营养，又不要吃过量

三餐热量最好达到 3：2：1

合理安排一日三餐，最好达到早、午、晚三餐热量为 3：2：1 的比例，这样可以让全天的热量均衡。如果两餐合并为一餐，一下子摄取过高的热量不容易消耗，就会转化成脂肪囤积在体内。在瘦身的过程中一定要好好吃早餐，因为早餐是一日三餐中最不容易转化成脂肪的一餐。

建议起床后空腹喝一杯温蜂蜜水，有助于清理肠胃，长时间坚持会让你不便秘也不长斑。如果你特别想吃高热量的食物，比如奶油蛋糕、巧克力、肉类，可以选在早上吃，这样可以保证在体力最旺盛的时间内将热量消耗掉。

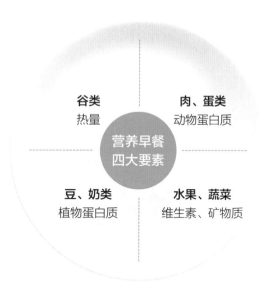

谷类
热量

肉、蛋类
动物蛋白质

营养早餐
四大要素

豆、奶类
植物蛋白质

水果、蔬菜
维生素、矿物质

午餐在一天当中起着承上启下的作用。营养丰富的午餐可使人精力充沛，提高学习、工作效率。晚餐不应大快朵颐，否则热量堆积过多，第二天吃早餐和午餐时没了胃口，等到晚上又大吃一顿，如此恶性循环，机体的新陈代谢就会减慢。

想吃零食就选这些

干果是健康零食的首选。核桃、杏仁、花生、榛子等食物中含有磷脂、蛋白质、不饱和脂肪酸等，可以抗氧化、防衰老、健脑和舒缓心情。水果也是一个好的选择，苹果、香蕉、猕猴桃、梨等富含维生素和矿物质，有利于排毒养颜、补充水分。全麦面包、全麦饼干、燕麦片等，是缓解饥饿感的安全零食，富含膳食纤维，可以促进肠道健康，还可以防止血糖和胆固醇升高。

每天至少一杯果蔬汁，燃烧脂肪抵抗衰老

果蔬中含有丰富的维生素、矿物质、植物化学物如番茄红素等，这些营养元素能帮助身体打造干净的内部环境，促进新陈代谢、脂肪燃烧，塑造不发胖体质。

按照"彩虹饮食法"把果蔬分成红色、绿色、黄色、紫色及白色五种，每一种颜色代表了一种营养素，将不同颜色的果蔬搭配到三餐中，就很容易达到营养均衡的目的。另外，颜色鲜艳的果蔬都具有很好的抗氧化效果，让人远离衰老。

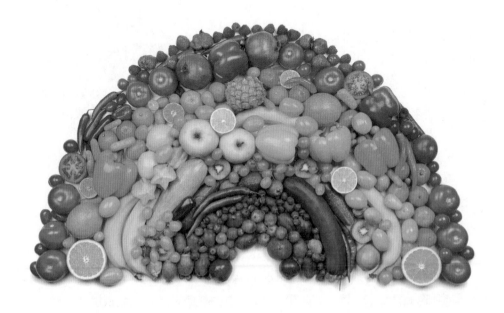

讲究生活细节
——恢复性生活后要注意避孕

产后性生活要注意节制

产后第 4 个月，子宫颈口基本恢复闭合状态，宫颈和盆腔、阴道的伤口也基本愈合，原则上是可以过性生活了。但由于经历了分娩的疼痛，加上满腹心思都在宝宝身上，而且此时阴道内组织依然薄弱，所以产后妈妈可能会对性生活产生抵触情绪。

丈夫要体贴妻子，理解妻子的恐惧心理，安抚好妻子的情绪，逐渐培养两人的亲密感觉，慢慢恢复夫妻性生活且要注意节制。因为在月经恢复之前可能就有排卵了，所以要注意避孕，否则会伤害产后妈妈的身体健康。

可以进行短途旅行

对于大多数产后妈妈来说，这时身体已经基本恢复，可以安排一个短途旅行了。例如，骑自行车到郊外缓解一下压力，放松一下心情。这样，既有利于身体的恢复，还能帮助缓解妈妈的抑郁情绪。

洗澡刮痧，轻松燃烧脂肪

洗澡的时候准备个刮痧板，沿着肚脐和肚脐两侧刮痧。因为肚脐旁边是带脉区，这个区域可以帮助消化，有助于燃烧脂肪。平时吃完饭，握拳轻敲肚脐两侧也有燃脂的效果。

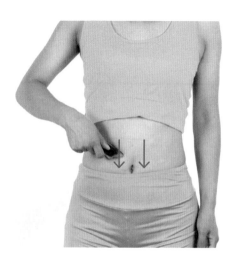

安全瘦身运动
——收紧肋骨，快速瘦腰腹

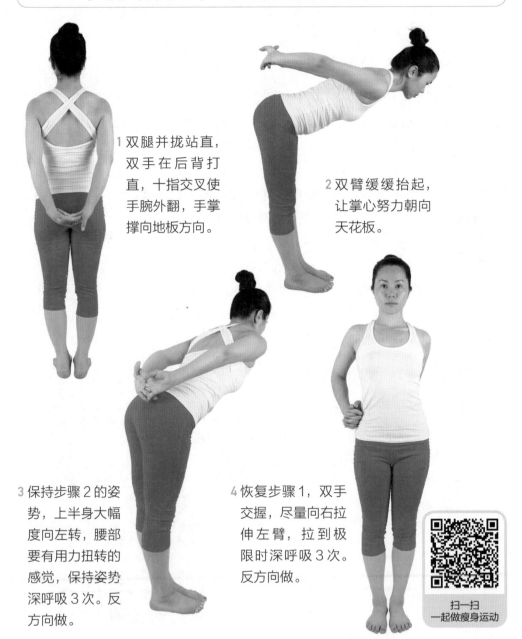

1 双腿并拢站直，双手在后背打直，十指交叉使手腕外翻，手掌撑向地板方向。

2 双臂缓缓抬起，让掌心努力朝向天花板。

3 保持步骤 2 的姿势，上半身大幅度向左转，腰部要有用力扭转的感觉，保持姿势深呼吸 3 次。反方向做。

4 恢复步骤 1，双手交握，尽量向右拉伸左臂，拉到极限时深呼吸 3 次。反方向做。

扫一扫
一起做瘦身运动

掌握饮食智慧
——有选择性进食

看着血糖生成指数（GI）买食物

说到 GI，往往会和糖尿病患者联系在一起，但是现在产后减肥也要考虑到食物的 GI 值。所谓血糖生成指数，是指当我们摄入食物后，身体中血糖变化的程度。一般情况下，摄取 GI 值高的食物，血糖会急剧上升，造成胰岛素分泌过度，人就容易变胖；而摄取 GI 值低的食物，食物在肠胃中存留的时间会久一些，饱腹感相对会延长，人就不容易发胖。

GI 值较低的食物

通常把 GI 值小于 55 的称为低 GI 食物，GI 值在 55~70 的称为中 GI 食物，高于 70 的称为高 GI 食物。平时吃的大米饭、馒头、大米粥等，GI 值在 80~90，建议减肥的人少吃。

谷类食物大多属于中高 GI 食物，但个别食物的 GI 值也较低，如玉米面粥的 GI 值为 50.9，玉米粥的 GI 值为 51.8，黑米粥的 GI 值为 42.3，全麦面条的 GI 值为 37.0，这些均是粗粮食物，可适量多吃。

低 GI 食物如鱼、肉、蛋类很"抗饿"

鱼虾、肉类和蛋类食物的主要营养成分包括水分、蛋白质和脂肪，本身含糖量很少（1%~3%），不但能防止血糖升高速度过快，还能提供更全面、更优质的营养。

另外，鱼虾、肉类和蛋类食物在胃内停留时间较长，很"抗饿"，可以间接减少主食摄入量，延缓餐后血糖的升高速度。

杂豆类食物的 GI 值通常都很低

扁豆、四季豆、绿豆、蚕豆等杂豆类食物，其所含淀粉不易糊化，且富含膳食纤维，属于低 GI 食物，升糖速度很慢，可以代替部分谷类食用。

夜宵！可是肥胖的"最佳帮手"

晚上副交感神经活跃，很容易储存热量，吃完夜宵不久就上床睡觉，没有来得及消耗的食物热量就会转换成脂肪储存在身体中。晚上吃得多，或者多次进食，就会给肝脏带来负担，导致胆固醇明显增多，并且刺激肝脏制造更多的低密度脂蛋白，阻碍体内的脂肪燃烧，最终导致肥胖。

但是睡前饥饿可能不利于睡眠，此时需要有选择地吃夜宵。

果蔬汁

当体内的细胞缺水时会让你有饥饿感，其实并不是真正的饿，此时可以选择一杯果蔬汁，既可以补充体内水分又能驱走饥饿感，同时还能放松神经，促进睡眠。

牛奶

睡眠的好坏对肥胖有很大的影响，而牛奶中的色氨酸成分有镇静作用，所以睡前选择一杯温牛奶，既有助于提高睡眠质量，又有助于在睡觉时排毒代谢。

小米南瓜粥

南瓜富含膳食纤维和果胶，不仅具有良好的增加饱腹感的作用，还能吸附肠道中的代谢废物，帮助肠道排毒。而且南瓜热量低，即使在睡前吃也不会导致发胖。

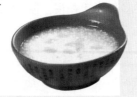

香蕉

香蕉中含有镁元素，可以让肌肉和神经放松；香蕉中还含有大量的膳食纤维，有助于畅通肠道，晚上吃也不会导致肥胖。

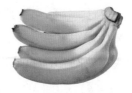

讲究生活细节
——生活好习惯，瘦无声息

每天早上 5 分钟排毒操，肉肉掉得快

很多人在早上能多睡一分钟就多睡一分钟，可实际给你 10 分钟也不一定能睡得踏实，还让自己在上班前变得手忙脚乱。不要再赖床了，到时间坚定地起床，留出 5 分钟做个排毒操，一周后你就会发现身体轻盈，小肚皮紧绷。

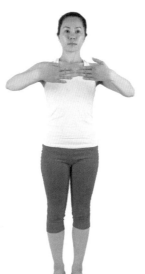

1 站立，双脚打开与肩同宽，收腹、夹紧臀部，双手在胸前呈抱球状，指尖微碰。注意，不要耸肩。

2 抬起脚跟，脚尖尽量向上提的同时双臂向上伸展。双手逐渐合十，感觉从上到下身体绷紧成了一根线，站立 5 秒钟后放下脚跟。重复动作 10 次。

美腿好习惯

对女性而言，腿部很容易堆积脂肪，所以女性比男性更容易出现"大象腿"。想要打造紧实、美丽的双腿，不仅要多吃有助于提高身体代谢能力的食物，还要养成良好的美腿习惯。例如，利用像等公交、等地铁、等电梯的零碎时间，做做踮脚运动；改掉跷二郎腿的习惯等。

按摩脸部，促进肌肤复原

　　每天抽出几分钟时间做脸部按摩操，可以有效提拉面部的线条，使面部皮肤保持紧致，让产后妈妈看起来青春洋溢。

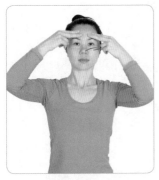

1 双手压在眉峰上，右手不动，左手以画圆圈的方式从眉峰向耳部按摩，反复按摩并持续2分钟，再按另一侧。

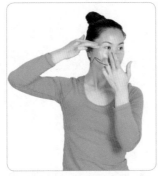

2 双手放在内眦下方，左手不动，右手由内眦下方向太阳穴方向做提拉按摩，最后着重按压太阳穴，反复按摩并持续2分钟，再按另一侧。

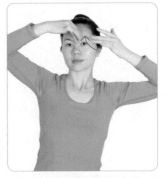

3 左手按压在外眦处静止不动，右手向额头方向提拉按摩，反复按摩并持续2分钟，再按另一侧。

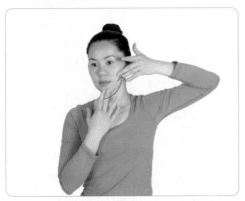

4 将右手放于下巴处，左手由下巴处向太阳穴及耳朵方向做提拉按摩，反复按摩并持续2分钟，再按另一侧。

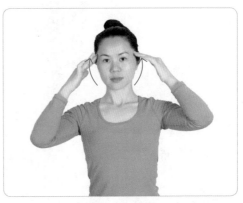

5 双手指腹按压太阳穴及耳朵的周围，缓缓向上做提拉按摩。

安全瘦身运动
——加速脂肪燃烧

低强度的有氧运动最利于瘦身

提到瘦身运动，很多人想到的就是大汗淋漓地跑步或做健身操，其实这样的运动远不如低强度有氧运动利于瘦身。持续性的中低强度运动，不仅脂肪燃烧效果最佳，而且可以舒缓心情，让瘦身变得更快乐。

在运动中自言自语，如果可以呼吸顺畅地说出完整句子，说明现在正处于低强度有氧运动；如果是喘气说出一句话，那就需要调整运动强度了。

每天 3 个 5 分钟，打造小蛮腰

准备活动： 选择合适的运动场地，硬板床或将瑜伽垫铺在地板上最好。运动时注意调整呼吸，运动间隔和运动频率根据自身情况调整。

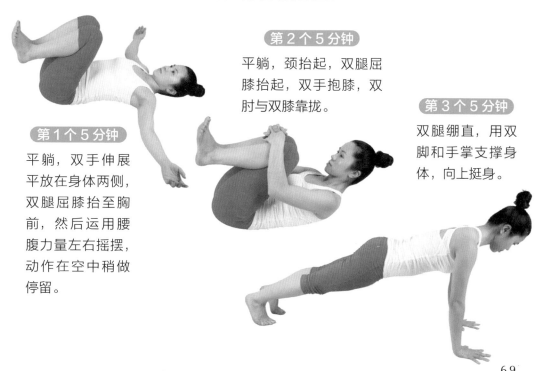

第 2 个 5 分钟

平躺，颈抬起，双腿屈膝抬起，双手抱膝，双肘与双膝靠拢。

第 3 个 5 分钟

双腿绷直，用双脚和手掌支撑身体，向上挺身。

第 1 个 5 分钟

平躺，双手伸展平放在身体两侧，双腿屈膝抬至胸前，然后运用腰腹力量左右摇摆，动作在空中稍做停留。

掌握饮食智慧
——酶与胖瘦密切相关

高酶果蔬加速瘦身

　　酶也可以叫作酵素，它存在于所有活的动植物体内，是维持机体正常功能、消化食物、修复组织等生命活动必需的一种物质。在日常饮食中摄取高酶食物，更有利于瘦身。从食物中获得维生素和矿物质可以直接或间接地参与酶的活动，增强酶的活性。

8 种富含酶的果蔬

1 猕猴桃

猕猴桃中的猕猴桃酶有整肠作用，可以促进消化，阻碍体内脂肪囤积。绿色果肉的猕猴桃酶含量多。同时，猕猴桃中含有丰富的维生素C，有很好的美白抗氧化作用。

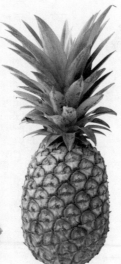

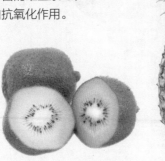

2 菠萝

菠萝中含有蛋白质分解酶，可以分解蛋白质，帮助蛋白质吸收和消化，促进新陈代谢。同时菠萝中的维生素 B_1 可以帮助糖分解，促进代谢。

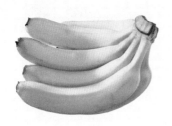

3 香蕉

香蕉含有较多的蛋白质分解酶，可以协助蛋白质进行消化和吸收。熟透的香蕉富含消化酶。另外，香蕉有降压和预防心血管疾病的作用，也是与香蕉中的酶有关。

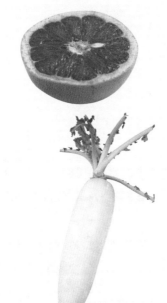

4 葡萄柚

葡萄柚是减肥圣品，其中的柠檬酸成分有助于提升新陈代谢，苦味的柠檬精油成分能活化酶，天然肌醇可以促进脂肪代谢。

5 白萝卜

白萝卜富含能分解淀粉的淀粉酶，可以帮助消化，减少粪便在肠道内停留的时间，帮助身体排毒，促进身体新陈代谢，达到瘦身的效果。

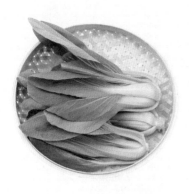

6 油菜

油菜中含有较多的维生素、矿物质，可以强化酶的活性，提升代谢功能，帮助瘦身。另外，油菜中含有膳食纤维，能与食物中的胆固醇及甘油三酯结合，再通过粪便排出，从而减少身体对脂类的吸收。

7 胡萝卜

胡萝卜中有多种分解酶、溶菌酶等，胡萝卜的各种功效都与其所含的酶有关。另外，胡萝卜富含维生素、矿物质等营养成分，可强化代谢能力。胡萝卜中的具有抗氧化作用的 β 胡萝卜素含量在所有蔬菜中名列前茅。

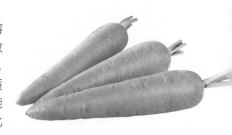

8 圆白菜

圆白菜富含淀粉酶，可以协同体内的消化酶提升肠胃功能，帮助废物排出体外。圆白菜中的丙醇二酸可以抑制糖类转化成脂肪，控制体重。

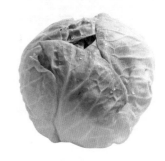

讲究生活细节
——随时随地都能瘦

粗盐擦身帮助燃脂

粗盐可以帮助排出体内多余的水分和废物，帮助脂肪燃烧；还能促进皮肤的新陈代谢，软化污垢、补充身体需要的盐分和矿物质，所以粗盐不但能帮助减肥，还可以让肌肤变得细嫩、有弹性。

洗澡前，取一杯粗盐加少许热水拌成糊状，涂抹在身上脂肪堆积较多的地方，如手臂、腹部、大腿，静待 10 分钟，把粗盐冲洗干净后沐浴就可以了。

清除身体"废物"，消灭赘肉

我们在大自然中常看到一种现象，一条流畅的河道的某一个位置堆积了落叶、淤泥，如果不尽快清理，就会越积越多，使原本流畅的河道流通不畅。我们的身体也是如此，新陈代谢良好的身体，热量收支均衡，不容易因为热量过剩而囤积脂肪。如果体内的废物过多，身体的新陈代谢不佳，很容易长出赘肉。

宿便	废气
按一下自己的小肚子，如果感觉有点硬，里面的"废物"就是宿便。	肚腩从胃部开始凸起，用手敲打腹部有回声，里面的"废物"就是废气。
·········· 排废妙招 ··········	·········· 排气妙招 ··········
早上准备起床前，先躺在床上按摩自己的肚子，沿着肚脐周围慢慢按摩，可以软化大肠中的粪便，起床后就会很顺利地把积攒的粪便排出体外，让身体轻轻松松地迎接新的一天。	躺在床上的时候随时可以做点"小动作"，有助于排气，防止废气堆积。平躺，双手抱住膝盖，抬头，努力让大腿压向肚子，保持 15 秒钟，松开。重复 10 次动作。

地板上游泳，燃烧全身脂肪

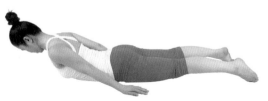

1 趴在地板上，双手自然贴放在身体
两侧，运用腰部力量，让上半身尽
量抬起。

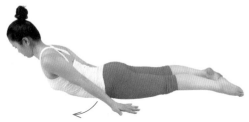

2 模仿在水中的手臂划水动作，手臂
慢慢向前，准备划水。

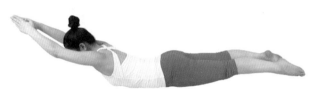

3 使双臂慢慢举向头顶，在头顶轻击
双掌。

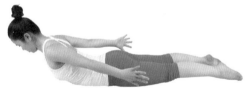

4 展开双臂，向后划水，放回至身体
两侧。

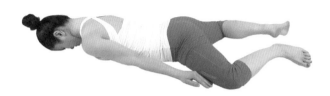

5 两脚紧贴，两膝分开向两侧弯曲，
模仿踩水动作，然后打开双脚尽量
向两侧伸展。

Tips

从一整套动作重复
10 次开始，等身体逐渐
适应运动节奏后，逐步增
加运动次数。每天运动时
间控制在半小时以内，重
在坚持。

安全瘦身运动
——普通矿泉水瓶，轻松练走蝴蝶臂

蝴蝶臂听起来很美，但有了蝴蝶臂基本上就和无袖的衣服说"拜拜"了。用家里常备的几瓶矿泉水，就可以随时随地锻炼，轻松瘦手臂。

第一组

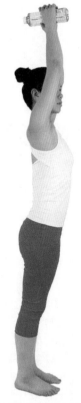 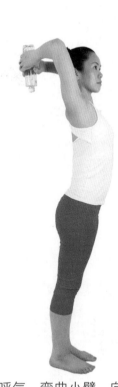 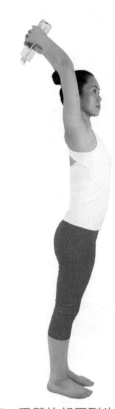

1 双脚分开与肩同宽站立，双手握住一瓶矿泉水，吸气时将手臂从身前平行举至头顶。

2 呼气，弯曲小臂，向后做出抛的动作。

3 吸气，手臂抬起回到头顶位置，重复抛的动作15次。

第二组

坚持练习这组动作，不仅有助于瘦手臂，还能修饰背部线条，练出性感美背。

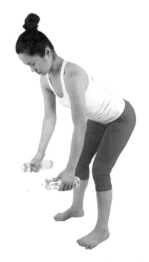

1 双脚分开与肩同宽站立，微屈膝，背部挺直向前倾斜约 20°，双手各握一瓶矿泉水。

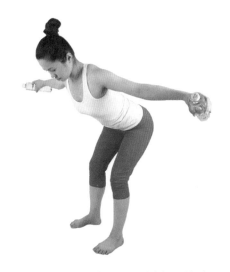

2 双臂向上抬起，在身体两侧水平伸直。

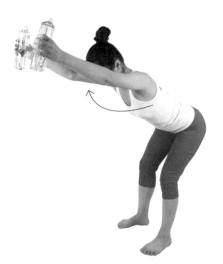

3 双臂沿水平方向画弧形，向前伸展，与背部保持在同一水平线上。

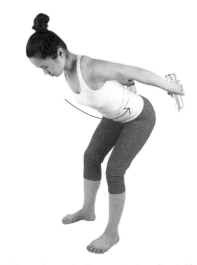

4 继续沿水平方向画弧形，向后伸展。重复动作 3~5 次。

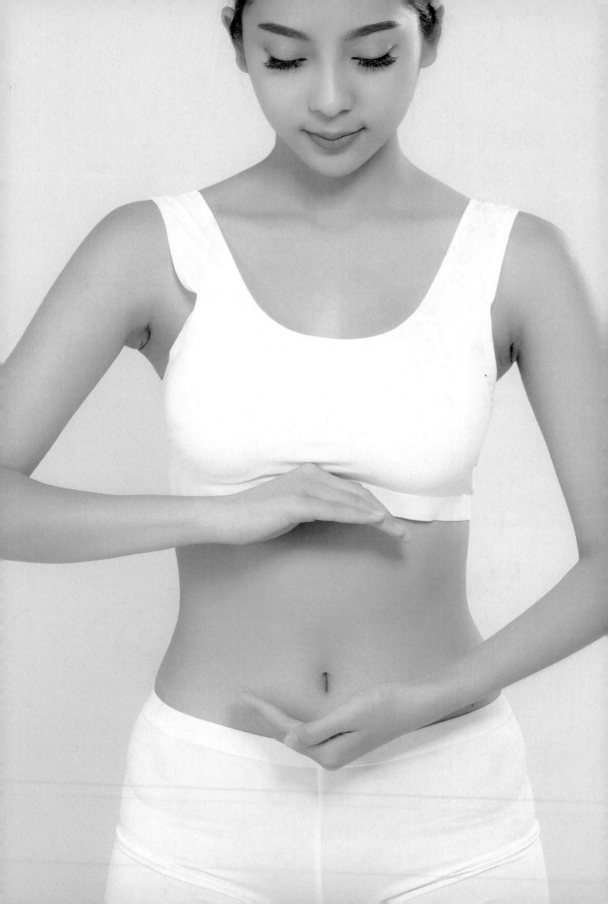

3

Chapter

守护
"私密花园"，
让子宫完好如初

子宫是女人最独特的器官，它是孕育生命的摇篮，是深藏在女人身体中的"私密花园"。每个女人都知道子宫，却并不一定了解子宫。大多数人只给子宫定义为传宗接代的工具，其实，女人的健康、容貌、身姿都与子宫息息相关。可以说，健康的子宫会让女人孕育健康的宝宝，更会滋养女人的一生。

从十月怀胎到初为人母，
子宫的变化

妊娠期子宫的增大有一定的规律性，表现为宫底升高、腹围增加。孕妈妈的宫高、腹围与胎儿的大小关系非常密切。甚至在孕早期、孕中期时，可以从宫高的增长情况推断妊娠期和胎儿的发育情况。将测量结果记录在妊娠检测图上，以此来观察胎儿发育与孕周是否相符。

十月怀胎的子宫变化

宫高： 从下腹耻骨联合处上方至子宫底间的长度为宫高。

腹围： 测量时，以测量最大平面为准。

正常情况下，妊娠期各阶段宫高如下：

妊娠期	宫高
妊娠 12 周末	在耻骨联合处上方 2 ~ 3 厘米
妊娠 16 周末	在耻骨联合处与肚脐之间
妊娠 20 周末	在脐下 1 ~ 2 横指
妊娠 24 周末	平脐或者在脐上 1 横指
妊娠 28 周末	在脐上 2 ~ 3 横指
妊娠 32 周末	在肚脐与剑突之间
妊娠 36 周末	在剑突下 2 ~ 3 横指
妊娠 40 周末	恢复至肚脐与剑突之间或者稍高

子宫恢复主要包括三个方面

子宫体的复原

在胎盘排出之后，子宫会立即收缩，在腹部用手可以摸到一个很硬并呈球形的子宫体，它的最高处和肚脐同高。子宫会进一步收缩，将血块不断挤压排出，子宫高度也会每天下降 1 ~ 2 厘米，在产后 10 ~ 14 天内，子宫变小，降入盆腔内。这时，在腹部就摸不到子宫体了。

子宫颈的复原

分娩刚刚结束时，因充血、水肿，子宫颈会变得非常柔软，子宫颈壁也很薄，且多褶皱，7 ~ 10 天之后才会恢复到原来的状况，同时子宫颈内口会关闭。一直到产后 4 周左右，子宫颈才恢复到正常大小。

子宫内膜的复原

分娩后，胎盘和胎膜与子宫壁分离，由母体排出体外。之后，从子宫内膜的基底层会再长出一层新的子宫内膜。产后 10 天左右，除了胎盘附着面，其他部分的子宫腔会全部被新生的内膜所覆盖。

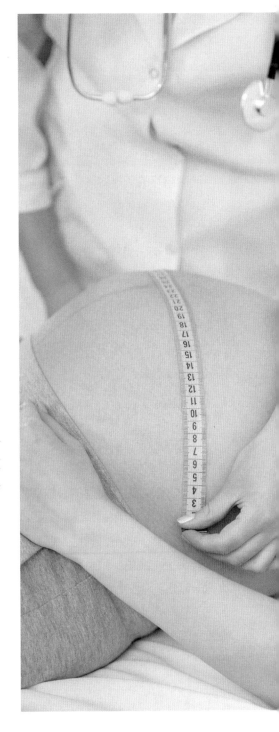

掌握饮食智慧
——活血化瘀排恶露

寒凉食物不利于恶露排出

产后妈妈的肠胃对冷刺激尤其敏感，因此不宜吃生冷、辛辣、油腻、不易消化的食物，以免导致胃肠瘀血，影响血液循环，进而引发恶露不下或不绝、产后腹痛等多种症状。

中医主张妈妈产后宜温食，但并不是主张不吃蔬果，反而建议应适量多吃一些，以利于产后的恢复。

特别要注意妈妈产后 42 天内吃蔬果要讲究方法。不能吃生冷寒凉的蔬果（如刚从冰箱取出的蔬果），也不宜吃苦瓜、梨、西瓜等性味偏寒凉的蔬果；建议蔬菜烫一烫或炒熟了再吃，水果可以榨成果汁后放入热水中浸泡 5～10 分钟后再饮食，或者将水果煮成水果茶饮用。

摄入必需脂肪酸帮助子宫收缩

必需脂肪酸是能调整激素、减少发炎的营养素，产妇生产过后，身体需要必需脂肪酸帮助子宫收缩，好恢复到原来大小。

ω-3 脂肪酸是典型的必需脂肪酸，它的食物来源较少，像我们常吃的豆类、谷类及蔬果等，几乎都不含有这种脂肪酸，而海鱼，如带鱼、黄鱼、鳕鱼等，则含有丰富的 ω-3 脂肪酸，因此建议每周吃 2 次海鱼。

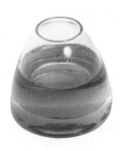
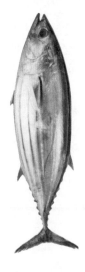

此外，香油也是一种必需脂肪酸的食物来源，同时还具有润肠通便的效果，所以特别适合产后妈妈食用。

产后第 7 天左右开始吃红糖可活血化瘀

妈妈在分娩时，由于精力和体力消耗非常大，加上失血，产后还要哺乳，因此需要补充大量铁质。

红糖含钙、铁、锰、锌、铜、铬等矿物质，以及一定量的核黄素、胡萝卜素、烟酸等，而且对于食欲不好、食量很少的产妇来说，还是一个很好的补充热量和铁的来源。

此外，红糖释放能量快，营养吸收利用率高，具有温补性质，不仅能健脾暖胃、活血化瘀，还能补血，并促进子宫收缩，排出产后宫腔内的瘀血，促使子宫早日复原。

吃红糖的时间不宜超过 10 天

尽管产后妈妈吃红糖有诸多的益处，但是吃红糖的时间也不宜太长，因为目前产妇多为初产妇，产后子宫收缩一般是良好的，恶露颜色和恶露量均正常，血性恶露一般持续时间为 7 ~ 10 天。

如果妈妈产后吃红糖时间过长，达半个月至 1 个月以上时，排出的液体多为鲜红色血液，这样会使妈妈因为出血过多而发生失血性贫血，进而影响子宫复原和身体康复。

因此，产后妈妈吃红糖的时间不宜太长，以 7 ~ 10 天为宜，以后则应多吃多种多样的、营养丰富的食物。

此外，喝红糖水时最好熬煮后饮用，不要用开水冲服，因为红糖在贮藏、运输等过程中，易滋生细菌。

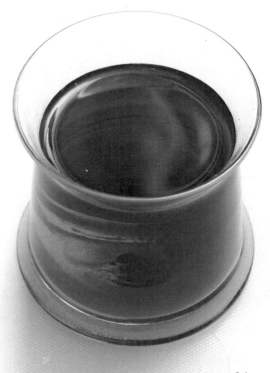

山楂促进子宫收缩，加速子宫恢复

山楂可以促进子宫收缩，加速子宫恢复。而子宫收缩也会使子宫的血管收缩，起到止血的作用，对产后出血和产后恶露不尽的恢复有重要意义。

但是，山楂一定不要多吃，以防出血过多，因为它同时还具有活血化瘀的作用。

山楂中含有大量的有机酸和果酸，对于肠胃较为虚弱的妈妈，吃新鲜的山楂会引起反胃和肠胃的烧灼感。如果能将山楂煮一下或炖一下再吃，就能避免伤害肠胃，还能促进果酸全部被吸收，并且不会因为山楂太酸而倒牙。

促进恶露排出的好饮品：山楂红糖水

山楂有助于妈妈产后增进食欲，促进消化，其活血作用更有助于体内瘀血的排出，红糖还有补血益血的作用，两者一起炖饮，有助于恶露不尽的妈妈尽快化瘀，排尽恶露。

材料： 山楂 8 颗，红糖 25 克。

做法： 山楂洗净后用筷子去除内核，与红糖一起放入炖盅内，加入适量清水，再放蒸笼中，隔水蒸 30 分钟即可。

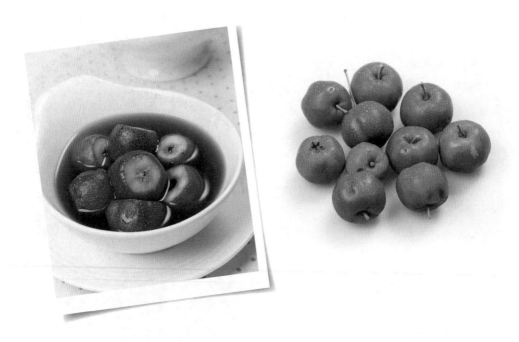

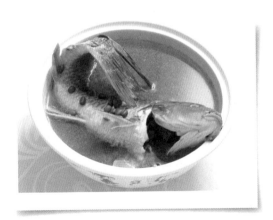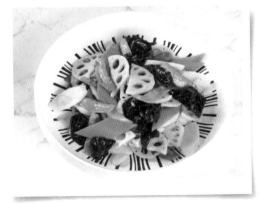

莲藕补营养去瘀血，促进乳汁分泌

莲藕富含淀粉、蛋白质、天门冬素以及多种矿物质和维生素，是食补佳品。莲藕除了可以帮助产后妈妈补充营养，它还是去瘀生新的最佳食物，有助于尽快去除体内的瘀血，同时还能健脾养胃、润燥养阴，还有助于促进乳汁分泌。

妈妈产后食用莲藕时，最宜熟食，可以选择与黄豆芽、西蓝花、菜椒（青椒、黄椒、红椒均可）、紫甘蓝、丝瓜、毛豆、西葫芦等其中4种以上的蔬菜一起，不加任何调料熬煮成原味蔬菜汤，煮烂后取汤水代茶饮用，不仅味道清香，在产后当天（剖宫产次日）饮用还有极佳的发奶作用。

此外，莲藕还可以与鸡、鱼等一起煲汤，在生产5天后给妈妈食用，对补充营养、促进身体恢复和乳汁分泌很有帮助。

鲤鱼可促进子宫收缩，除恶露

民间产妇多喜吃鲤鱼，认为"鱼能撺余血"。所谓"余血"，主要是指恶露。恶露的排出与子宫的收缩力关系密切，子宫的收缩力不但有助于将子宫余血挤压出去，而且还能带出子宫内坏死的蜕膜细胞和表皮细胞，经阴道同时带着阴道内的黏液，一起排出体外。

鲤鱼性平味甘，肉质细嫩鲜美，营养丰富，其蛋白质不但含量高，并且质量佳，人体消化吸收率可达96%，还能提供人体必需的氨基酸、矿物质、维生素A和维生素D。妈妈产后食用，不仅可以促进子宫收缩，帮助去除瘀血，还能利尿、消肿、解毒，同时有促进乳汁分泌的功效。

需要提醒的是，剖宫产妈妈产后一周内最好不要吃鱼，以免影响伤口的愈合。

产后不宜大补，调和气血是重点

随着坐月子的开始，产妇体内的热性开始逐渐退去，并开始处于"虚"的状态。产妇若在偏热体质还没退去时就一味大补气血，很容易加重原有的不适症状，这也是许多产妇进补后出现问题的时间多集中在产后一周或产后前半月的缘故。

因此，对于产后妈妈来说，此时调和气血才是体质调养的重点，这有助于促进体力的恢复、补充脏腑气血，避免出现内脏下垂、斑点难消、血液循环不佳、干眼症、易衰老、产后肥胖、更年期提早等诸多问题。

鸡汤有营养可温补，但宜分娩 5 天后喝

鸡汤营养丰富，可起到温补的作用，能有效帮助产妇快速恢复体力，补充身体所需营养，是产后恢复体力的首选食物。

分娩后产妇体内血液的雌激素浓度大大降低，这时催乳素就会发挥作用，促进乳汁分泌。而母鸡越老，其所含雌激素就越多，因此产后如果过早、过多地喝鸡汤，使血液中的雌激素增多，催乳素的作用就会减弱甚至消失，影响乳汁分泌。所以，鸡汤千万不能早喝，要等到分娩 5 天后再开始喝。

鸡汤虽然补，但油脂含量高，如果摄入过多，易引起肥胖及便秘。

补气血的食物利于子宫恢复

多食补气血的食物有利于妈妈产后子宫的恢复，包括红糖、小米、红枣、鸡蛋、芝麻等传统的产后滋补品。此外，排骨汤、牛肉汤、栗子鸡汤、阿胶瘦肉汤、枸杞鲫鱼汤、花生当归猪蹄汤等汤类也有利于产后补气血。

注意，妈妈产后不要进食乌梅、莲子、芡实、柿子、南瓜等酸涩收敛类食物，以免阻滞血行，不利于恶露排出。

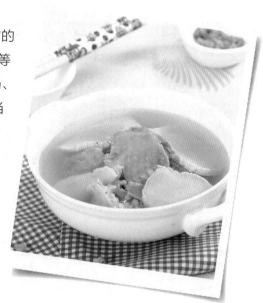

清淡鱼片粥

恢复体力，促进子宫收缩和乳汁分泌。

材料　大米 50 克，鱼片 30 克。

调料　姜丝、盐、植物油、葱花各适量。

做法

1　鱼片加入姜丝、植物油、盐拌匀入味。

2　大米淘洗干净，放入锅中加适量清水煮至快熟时，倒入准备好的鱼片，再次煮滚后，关火撒上葱花即可。

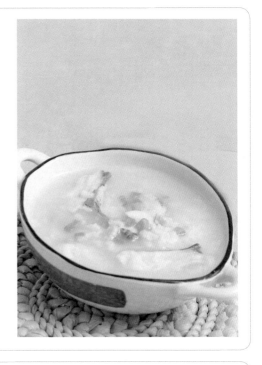

海参竹荪汤

海参属于温补食材，而且铁元素的含量丰富，女性常喝此汤不仅能滋阴补血，还能温暖子宫，缓解宫寒等症状。

材料　海参 50 克，红枣、银耳各 20 克，竹荪、枸杞子各 10 克。

调料　盐适量。

做法

1　海参、竹荪入清水中泡发洗净，海参切丝；红枣去核，洗净，浸泡；银耳泡发，去蒂，洗净，撕成小朵。

2　锅中倒入适量清水，放入银耳、海参丝，大火煮沸后改小火煮约 20 分钟，加入枸杞子、红枣、竹荪煮约 10 分钟，加盐调味即可。

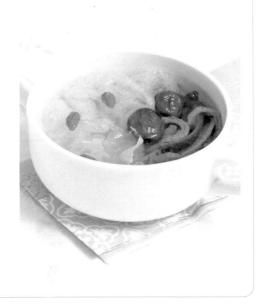

讲究生活细节
——促进子宫恢复

产后 8 ~ 12 天是帮助子宫恢复的好时机

经过一周时间的精心调理，妈妈的伤口基本愈合了，胃口也有了明显的好转，妈妈可以继续吃一些补气血的食物，以调理气血。

产后 7 ~ 10 天宫颈内口关闭，开始"内部"修复；产后 10 天左右，子宫腔基本都被新生的内膜所覆盖；在产后 10 ~ 14 天，子宫基本缩入盆腔。

所以，这时也就成为帮助怀孕期间承受了巨大压力的各个组织器官恢复的最佳时机，也是帮助恢复子宫机能的最好时机。

生产结束，子宫需要 6 ~ 8 周来恢复

女性的子宫是一个非常强大而有韧性的器官，为了孕育新生命，它从 50 克重量、7 厘米长度的小小个体，变成了重 1000 克、长 35 厘米的"庞然大物"。

但同时子宫也很脆弱，一朝分娩后，它的体积立即变小了很多，要恢复成原本的"面目"，它需要至少 6 ~ 8 周的时间。

对于产后妈妈来说，只有让子宫恢复到最初良好的状态，以后的身体才能真正健康无忧。

子宫恢复也"偷懒"

正常来说，子宫恢复需要 6 ~ 8 周的时间，这需要精心的照料。一旦妈妈产后对子宫照顾不周，子宫恢复也可能会"偷懒"，从而出现子宫收缩不好、褐色出血持续不断等复原不良的状况。

当然，子宫恢复不好，并非它有意"偷懒"，实际上是遭遇了一些难对付的"宿敌"，如胎盘或胎膜残留于子宫腔内、子宫蜕膜脱落不全、合并子宫内膜炎或盆腔内炎症、子宫过度后屈、合并子宫肌壁间肌瘤等，让子宫有些"招架不住"。

因此，妈妈产后一定要重视子宫的恢复，精心照料，千万不可大意。

母乳喂养也是促进子宫恢复的好办法

子宫若想恢复到产前的大小，就需要更加有力的收缩，这种宫缩在哺乳时会尤其明显，因此，产后坚持母乳喂养也是促进子宫恢复的好办法。

这是因为女性的乳头和乳晕上有着丰富的感觉神经末梢，宝宝的吸吮会刺激这些感觉神经末梢，促进催产素的合成并释放至血液中，从而促进子宫肌肉的收缩，加速子宫的恢复。

及时排尿，减少子宫收缩的障碍

产后，医生常常会嘱咐妈妈要尽早排尿，具体时间一般在产后 4 小时。为什么妈妈在产后必须及时排尿呢？

因为在分娩过程中，膀胱受压、黏膜充血、肌肉张力降低、会阴伤口疼痛以及不习惯以卧床姿势排尿等原因，都易使新妈妈出现尿潴留，使膀胱胀大，若产后再不及时排尿，胀大的膀胱就会妨碍子宫的收缩而引起产后出血或膀胱炎。

有的妈妈会因为害怕伤口疼痛而不敢排尿，从而造成膀胱长时间处于充盈状态，影响子宫收缩。

别当脏妈妈，注意阴部卫生

老人往往认为妈妈产后气血虚弱，不宜沐浴，以免受风受寒。

但实际上，为了产后恢复，妈妈一定要注意沐浴卫生，尤其是阴部的洁净，以免引起生殖道炎症，进一步影响子宫的恢复。

分娩后沐浴，对妈妈来说有益无害。如果是正常分娩，沐浴能使外阴伤口及周围的细菌不易停留，还能促进外阴伤口血液循环，有利于伤口愈合。但沐浴时要注意保暖，以防风、寒、暑、热乘虚而入。沐浴宜淋浴，不宜泡澡，淋浴时间也不宜过长，5 ~ 10 分钟最好。

如果是剖宫产，而且采取的是皮肤横切口、皮下缝合的方法，那么沐浴时水是绝对不会进入伤口的。只要在伤口表面敷一块纱布，不让水直接冲洗伤口即可。当然，伤口毕竟是很娇嫩的，所以沐浴完毕后，伤口应该重新换药，切勿用湿毛巾在伤口上来回擦拭。

当然，如果分娩过程不顺利，出血过多，或平时体质较差，不宜勉强过早淋浴，可改为擦浴。

产后 24 小时内做子宫按摩加速收缩

妈妈生完孩子后，在肚脐周围可以触摸到圆形的子宫，经常在小腹部轻轻地做顺时针按摩，通过在按摩过程中对穴位的刺激，间接增强子宫肌肉的兴奋性，不仅可促进宫缩，同时也会促进恶露的排出。

此外，产后如果对骶尾部（尾椎）进行按摩，也可促进盆腔肌肉的收缩，增强筋膜张力，有助子宫恢复。

子宫变硬表示子宫收缩情况良好，所以，顺产妈妈在产后 24 小时内，应随时按摩，必须做到子宫变硬才能停止。剖宫产妈妈也需要做子宫按摩，但由于腹部有手术创口，按摩时需要专业护理人员帮忙。

中药足浴熏洗与按摩，促进子宫恢复

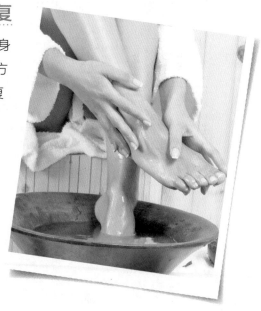

人体的脚部不仅有很重要的穴位，同时也有身体各大器官的反射区。因此，用足浴和按摩等方式，对脚部进行刺激，也是有助于促进子宫恢复的一个好方法。

具体做法是，在医生指导下适当使用益母草、当归等药材的制剂浸泡双脚，然后通过按摩脚底、脚后跟等位置，对足部的穴位经络刺激，使全身血管扩张，促进全身血液循环，从而恢复脏器的正常功能。

安全瘦身运动
——让子宫尽快恢复

凯格尔运动预防子宫脱垂

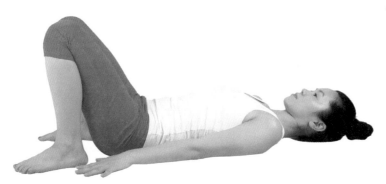

1 平躺、双膝弯曲。收缩臀部的肌肉向上提肛。紧闭尿道、阴道及肛门，想象用阴道吸某种东西，从阴道入口开始上提，再逐渐沿阴道上升，并坚持3秒。

2 用双腿、双肩支撑，尽量提高臀部，使阴道下降，就像将某种东西挤出阴道。坚持3秒即放松，重复10次为一组，每日3组以上，逐渐增加至每组25次。

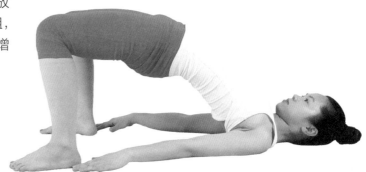

扫一扫
一起做瘦身运动

简单易做的子宫恢复操

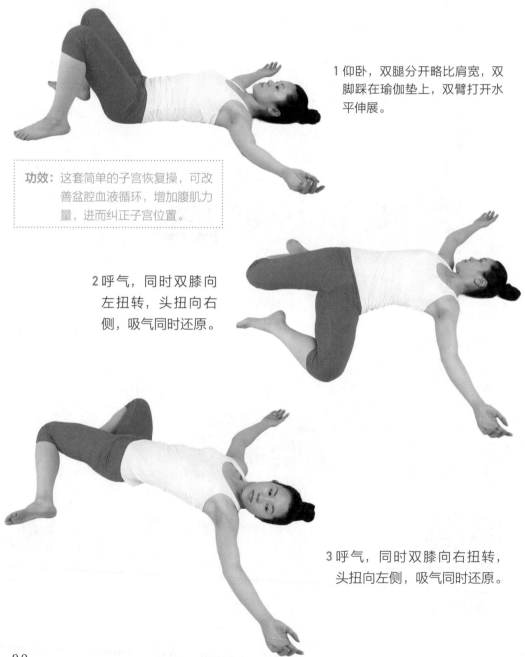

1 仰卧，双腿分开略比肩宽，双脚踩在瑜伽垫上，双臂打开水平伸展。

功效：这套简单的子宫恢复操，可改善盆腔血液循环，增加腹肌力量，进而纠正子宫位置。

2 呼气，同时双膝向左扭转，头扭向右侧，吸气同时还原。

3 呼气，同时双膝向右扭转，头扭向左侧，吸气同时还原。

猫咪式小运动，锻炼宫缩力

猫咪伸懒腰式

双膝自然分开，舒适地跪在瑜伽垫上，脊柱向上拱起一个弧度，然后向下塌腰，自然带动头颈抬起，臀部翘起，感受脊柱的自然拉伸。保持 5 分钟。

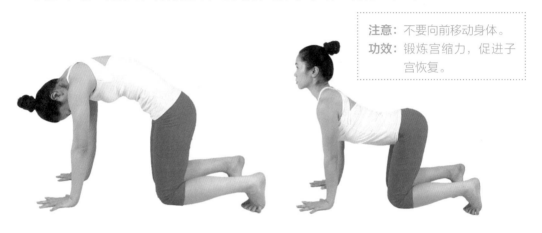

注意：不要向前移动身体。

功效：锻炼宫缩力，促进子宫恢复。

猫咪爬行式

跪坐床上，臀部坐在两脚跟上，上身挺直。然后，像猫咪向前爬行一样，左手向前伸，右腿抬起向后向上伸展，保持 5 秒。还原后换右手、左腿重复同样的动作。两腿交替做 5 次即可。

注意：腿抬起后可以平直向后伸，也可以向上向后伸展。

功效：促进子宫恢复，提臀。

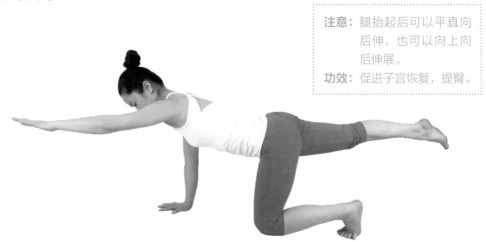

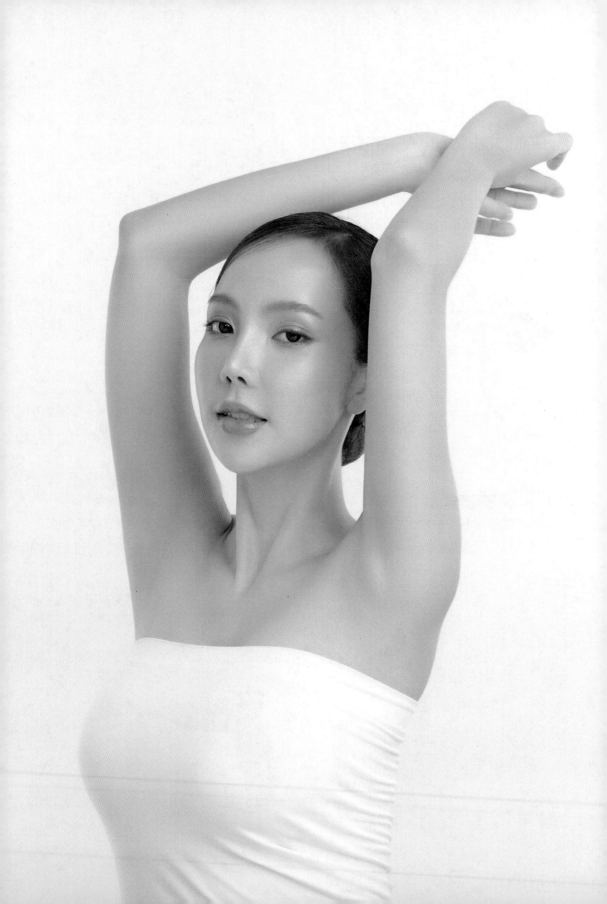

呵护乳房健康，
重塑乳房之美

从出生那一刻起，我们就跟乳房有着最亲密的接触，它哺育了可爱的生命，更是女孩向女人转变的最显著特征。

乳房的位置与年龄、体形、发育程度等有密切关系，未婚女性乳房位置会显得略高，随着年龄增长伴随哺乳，乳房位置就会变得低垂。所以，女人要了解自己的乳房，在不同的年龄段做最适合的呵护，多注重乳房保养，让乳房坚挺、有弹性、不生病。

细数乳房的变化

女性一生中，乳房经历着不同的演绎变化，怀孕、分娩、哺乳、断奶，让乳房变化特别多。同时，孕期和哺乳期是女性乳腺疾病发病率最高的时期，因此对乳房更要格外呵护。

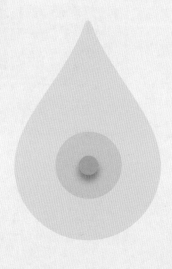

孕早期

在孕激素的影响下，乳房增大、膨胀，乳头发黑、乳晕增大。

孕中期

乳房的膨胀达到最大化，乳头上有少量的白色乳汁溢出。

孕晚期

乳房的重量增加了2~3倍，肿胀感更明显。

产后2~3天

双侧乳房会充血而开始发胀、膨大，有胀痛感及触痛感，开始分泌乳汁，这时分泌的奶量较少，是初乳。初乳对于宝宝来说十分珍贵。

断奶后

断奶后，乳腺不如哺乳期发达，乳房会恢复到怀孕前的大小，这时要坚持合理的饮食和按摩、运动，防止乳房萎缩。

整个哺乳期

在宝宝吸吮乳头的刺激下，妈妈的乳腺组织越来越发达，在整个哺乳期不断分泌乳汁，乳房看上去会非常丰满、坚挺。在哺乳期，要保证充足的奶量，妈妈要做到：1. 让宝宝多吸；2. 多喝水和汤；3. 保持愉快的心情和充足的休息；4. 摄入均衡的营养。

要防止乳房变形、大小不一，妈妈要做到：1. 保持正确的哺乳姿势；2. 左右乳房轮流喂，均衡授乳；3. 穿合适的胸衣；4. 适当按摩；5. 坚持锻炼。（具体方法在本章后边的小节中均有介绍。）

掌握饮食智慧
——既丰胸又防病

过度节食会让乳房干瘪、变小

过度节食，会影响营养的摄入，人体缺少营养就会消耗体内储藏的脂肪和蛋白质，而胸部脂肪减少，就会导致皮肤松弛、胸部变小甚至下垂。而且，对于哺乳期的妈妈来说，过度节食还会导致奶水不足，影响乳汁质量。

尽量少吃油炸食物，避免加重乳腺增生

炸麻花、炸春卷、炸丸子、油条、油饼等油炸食物所含的热量较高，长期食用会使乳腺增生更严重。不仅如此，油炸食物中往往含有一定的致癌物质，长期食用还有致癌的风险。

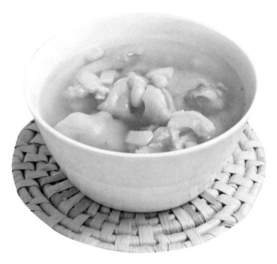

黄豆猪蹄汤

为了控制体重，产后妈妈喝汤的时候最好把表层的油脂撇掉，以免脂肪摄入过多。

吃肉过少，胸部易萎缩，过多会发胖

乳房大小取决于乳腺组织和脂肪量，胸部脂肪过少，会导致乳房外围的皮肤松弛，甚至腺体组织萎缩，乳房变小。肉类是获取脂肪的一个很好的途径，适当吃肉不仅能增加胸部的脂肪量，还能获得蛋白质、铁等成分，令胸部丰满。

但是过量吃肉，尤其是过量吃肥肉会导致胆固醇的摄入过多，不仅容易导致肥胖，还会刺激人体分泌过量的雌激素，而绝大多数乳房肿块都与雌激素过量分泌相关。因此，吃肉要尽量选择瘦肉，并且以每天 100 克为宜。

乳房最爱的营养素

胸部的发育情况，受饮食的影响很大。充足、合理地摄入营养，才能让胸部美丽迷人、健康无恙。了解哪些营养素有养护胸部的效果，然后有针对性地摄入，这是产后丰胸的一门重要课程。

蛋白质

功效：摄取优质蛋白质不仅可以使乳房肌肤光滑细腻，还能使乳房丰满圆润、挺拔秀丽。

············ 食物来源 ············

谷类、豆类及豆制品、动物瘦肉、鱼、虾、蛋、牛奶等。

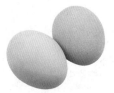

B 族维生素

功效：能促进雌激素的分泌，有助于维持乳房形态，还能使胸部富有弹性。

············ 食物来源 ············

粗粮、豆类、牛奶、猪肝、牛肉等。

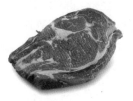

维生素 C

功效：可以帮助清除体内自由基，起到抗衰老的作用，也是蛋白质合成必不可少的辅助物质，为乳房补充营养，保持乳房的青春活力。

············ 食物来源 ············

新鲜的水果和蔬菜，如橙子、西瓜、柠檬、番茄等。

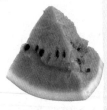

铬

功效：铬能促进葡萄糖的吸收，并在乳房等部位转化成脂肪，让乳房丰满、圆润。

············ 食物来源 ············

全谷物、肉类、豆类、牛奶及奶制品等。

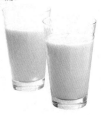

注：脂肪的摄入要适量，否则会引起肥胖并增加罹患三高疾病的风险。

安全瘦身运动
——做法很简单，效果很明显

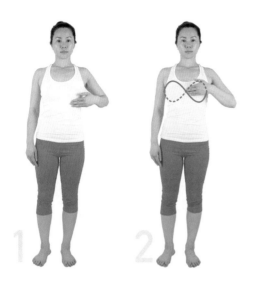

"8"字按摩法

效果：防止胸部外扩。

方法：

1 左手放在左胸外下侧。

2 沿着胸部下方向另一边乳房做8字按摩。然后，换右手在右侧重复动作。

次数：左右交替，重复10次。

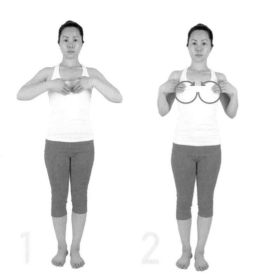

画圈按摩法

效果：促进胸部血液循环，紧实胸部肌肉，防止胸部下垂。

方法：

1 手背相对，置于双乳中间。

2 双手同时轻按乳房，向外按摩并且打一个圈。

次数：每天1次，每次重复20次。

按压法

效果：刺激胸部组织，促进乳房发育。

方法：

用左手包住整个左侧乳房，轻轻按压胸部周围的组织，每次按压停留 3 秒。然后，分别在乳沟的位置从下向上按压，一直按压到乳房外侧。换另一侧重复动作。

次数：动作重复 6 次，每次持续按摩 30 秒。

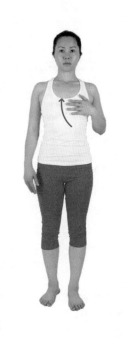

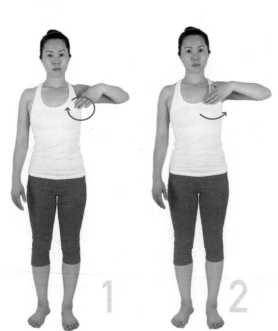

螺旋按摩法

效果：紧实胸部肌肉，加强支撑力，让胸部越来越挺。

方法：

1 左手放在左腋下，沿着乳房外围做圆形按摩。

2 从乳房下面往上提拉按摩，直到锁骨的位置。换另一侧重复动作。

次数：每个动作重复 8~10 次。

古今传承的丰胸招式

　　五禽戏是一种通过模仿虎、鹿、熊、猿、鸟（鹤）五种动物的动作，实现保健强身的健身方法。其中，熊戏的熊运部分，有助于促进乳房丰满。

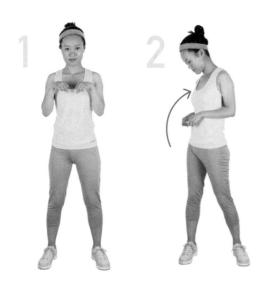

　　动作1：两掌握空拳成"熊掌"，拳眼相对，垂手胸部（图1）。

　　动作2：以腰、腹为轴，上体做顺时针摇晃；同时，两拳随之沿右肋部、上腹部、左肋部、下腹部画圆；目随上体摇晃环视（图2~图4）。

　　动作3、4同动作1、2。动作5~8同动作1~4，但是方向相反，上体做逆时针摇晃，两拳随之画圆。

　　做完最后动作，两拳变掌下落，自然垂于体侧，目视前方（图5）。

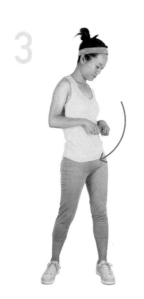
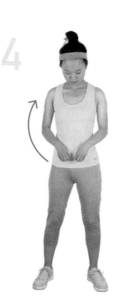
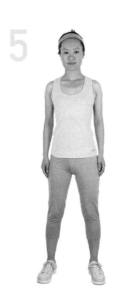

丰胸瑜伽，让胸部弹性十足

这套瑜伽动作能增强乳腺的发育，使胸部坚实、有弹性，还有助于促进胸部血液循环和淋巴循环的正常运行，让女人在获得美妙身材的同时，预防乳腺疾病。建议每天做一次。

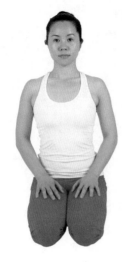

1 采用基本跪坐姿势，双手自然放在大腿上，保持脊背挺直。

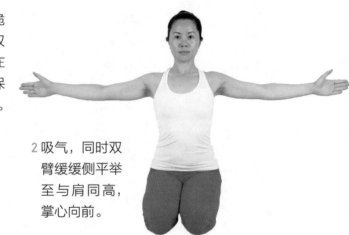

2 吸气，同时双臂缓缓侧平举至与肩同高，掌心向前。

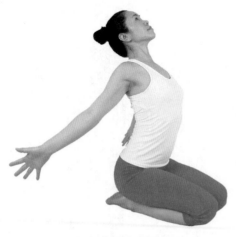

3 呼气，同时头颈尽量向上后仰，手臂向后张开，扩胸。

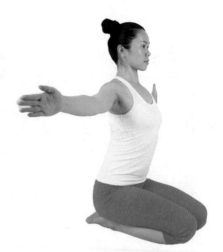

4 吸气，还原到步骤2。

5 呼气，同时头颈向前弯曲，双臂
　保持平行地面并向前收拢，尽量
　向前伸直，背部自然成弧形。

6 吸气，回到步骤2。

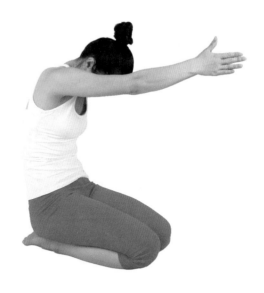

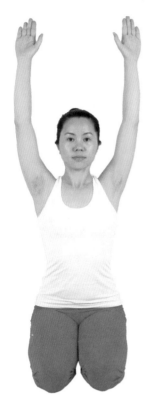

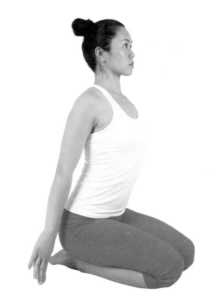

7 吸气，同时双臂从身体前侧向上伸展，
　掌心向前。

8 呼气，同时双臂再从身体前侧向下滑落，
　并向后方伸直，尽量做到最大限度。

9 吸气，回到步骤2，再慢慢均匀呼吸，
　恢复到步骤1。

上班族妈妈的午间健胸操

上班族妈妈可以利用工作的闲暇时刻或午休时间做一些简单的健胸动作，从而达到缓解疲劳、促进胸部健康的效果。

扩胸运动

效果：可改善乳房外侧的血液循环。

方法：

1 采用站姿，身体挺直，双脚张开与肩同宽，伸开双臂，双手握拳，平举在胸前。

2 双臂沿水平方向分别向后用力，做扩胸运动。重复动作 5~10 分钟。

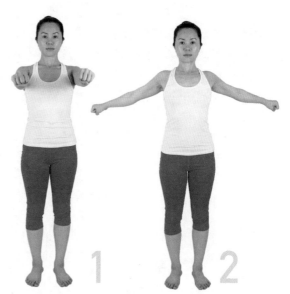

甩肩运动

效果：可预防乳房下垂。

方法：先取站姿，然后双手自然搭在双肩上，以肩关节为中心，肩带动肘再带动前臂、手，由下向上顺时针旋转画圈 4 次，同法做逆时针旋转 4 次为 1 个循环，共 4 个循环。

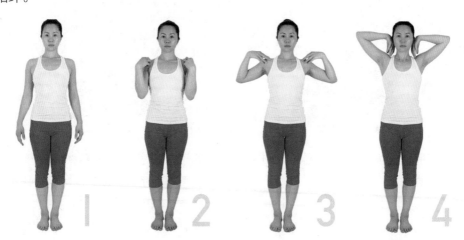

站立丰胸

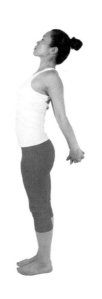

效果： 可使胸部紧致、坚挺。

方法： 取站立姿势，两手在背后相扣，抬头挺胸，用手臂做拉伸动作，均匀有序地呼吸。保持30秒，重复动作5次。

推墙法

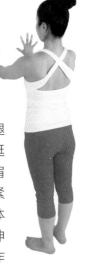

效果： 可锻炼胸大肌。

方法： 面对墙站立，双腿分开与肩同宽。抬头、挺胸、收腹，双臂伸直与肩同高，五指分开，掌心紧贴墙面，手臂弯曲将身体贴近墙面，然后用力伸直手臂推墙。重复动作5~10分钟。

握拳斜上伸展运动

效果： 可有效拉伸胸廓及乳房两侧经脉，预防乳房下垂。

方法：

1 取站姿，双手握拳，左手向右上方举起，举过头顶，保持姿势。

2 右手向左上方举起，在头顶处与右手交叉，保持10秒。交替4次为1个循环，共4个循环。

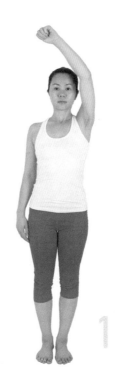

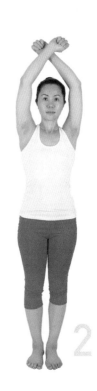

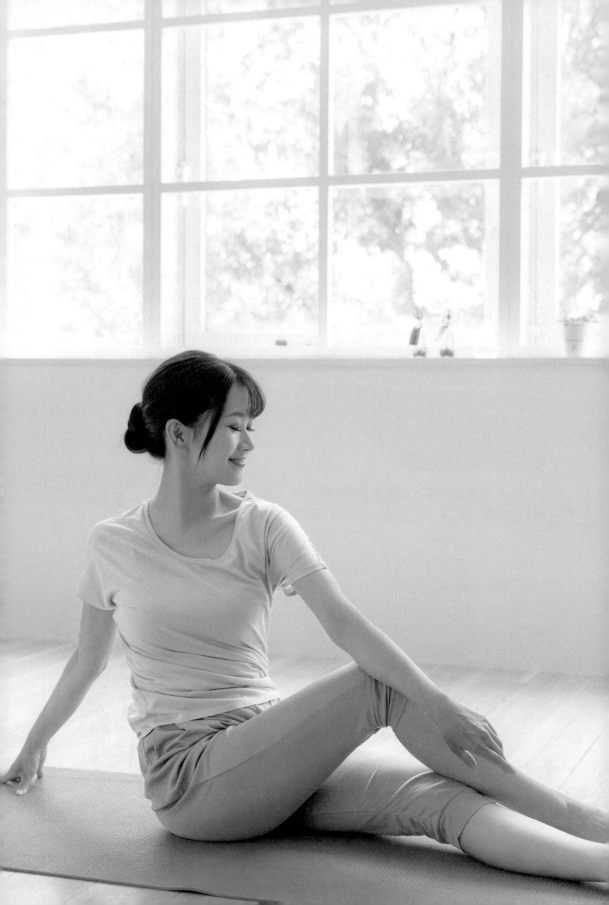

5

拯救骨盆，
让打开的骨盆
收紧

女性的骨盆天生就为生育而具有活动的特性，骨盆的形状会直接影响腰围的尺寸，产后腰变粗的妈妈们，基本上骨盆都比较松弛。另外，如果骨盆出现扩张不当或者歪斜，将使内脏功能下降、血液循环变差，容易造成下半身脂肪囤积。

所以，通过收紧、矫正骨盆，可以帮助产后妈妈纤体瘦身。

分娩让骨盆弹力组织
最大限度地松弛了

　　怀孕时，内分泌激素使骨盆的韧带、肌肉等弹力组织部分松弛；分娩时，为了让胎儿顺利通过，骨盆关节往往会因用力猛烈进一步分开，甚至可能造成关节的松弛以及弹力组织的损伤，更容易造成关节部位的扭转、牵拉等，导致骨盆变形。

　　虽然分娩让骨盆弹力组织松弛了，但产后2周左右，因分娩而松弛的骨盆弹力组织将开始慢慢恢复。

　　现代女性劳动量减少，而且步行时间也越来越少，这导致女性韧带以及下半身、骨盆周围的肌肉不发达，这也在很大程度上导致女性怀孕后骨盆更容易变得过分松弛。女性产后对骨盆的放任不理以及缺少运动，再加上生活中的一些不良坐姿、走路习惯等，共同成为骨盆不再完美的"元凶"。

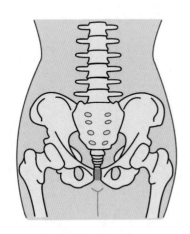

正常骨盆状态：
骨盆的下端是夹起来的
可以明显看出，大腿骨是向下、向内收的
底盆面积狭小
臀部紧实

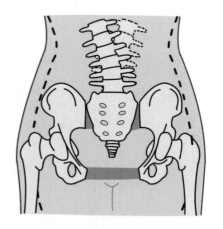

产后骨盆状态：
骨盆下端有明显的距离
可以明显看出，大腿骨几乎平行
底盆面积扩大
臀部变大

骨盆走样，破坏身材美，
也是疾病诱因

女性产后骨盆出现松弛、张开、歪斜，是破坏身体的整体曲线、影响身材美的罪魁祸首。因为产后子宫和下垂的内脏掉入张开的骨盆内，易导致下腹部凸出，出现臀部和腰腹部及下半身自然肥胖。同时，骨盆走样，也会引起臀部下垂，脂肪在下垂的臀部堆积，久而久之，就形成了大屁股。

骨盆走样，不仅破坏身材，也易引起一系列问题：尿道、肛门、阴道得不到收紧，产生阴道松弛、产后腰痛、臀部疼痛、便秘、漏尿等症状；骨盆不及时收紧，产生耻骨联合分离、耻骨疼痛（特别是初产妇）等症状，严重的甚至无法行走；还可能会出现经常复发的腰痛、肩酸、步行困难，内脏和子宫下垂、子宫脱位、小便失禁等。

此外，严重的骨盆松弛还容易引起产后大出血。因为骨盆一旦松弛，就会发生错位，骶骨的边缘会陷入骨盆的内侧，划破子宫颈口，若子宫动脉一起被划伤，就会引起大出血。

自我检查一下：你的骨盆倾斜吗

你的骨盆有变形的征兆吗？下列的小测试可以帮你做一个自我检测。

- ☑ 站立时，是否身体前倾，出现腰痛。
- ☑ 坐在椅子上是否不自觉地把腿盘起。
- ☑ 走路时，是否膝盖外屈，容易绊倒。
- ☑ 是否伴有疲惫、失眠、食欲不振等症状。
- ☑ 对镜观察自己的腰部以下，两边是否有不对称的情形，比如大腿关节是否突出，双脚是过于内八还是外八，两边臀部是否不一样大等。
- ☑ 用手摸摸自己的腰部后方两侧，是否太过于厚硬，两边的腰是否一前一后或一高一低。
- ☑ 测量膝盖到地板的距离，右侧高于左侧时，就表示右侧骨盆朝右上歪斜，反之则朝左上歪斜。

掌握饮食智慧
——"端正"骨盆、加强骨质，营养先行

牛奶及奶制品是良好的钙来源

牛奶中含有丰富的钙，每250克牛奶中，所含的钙就达300毫克，可满足妈妈产后每天1/4的钙需求量；同时，牛奶中还含有多种氨基酸、乳酸、矿物质及维生素，对于钙的消化和吸收起着很好的促进作用。

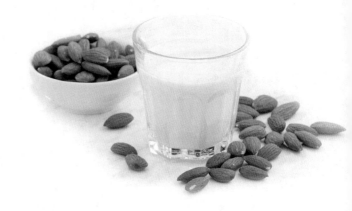

因此，产后妈妈在骨盆恢复阶段，应该适量饮用一些牛奶。若不喜欢饮用鲜牛奶，也可用其他奶制品，如奶粉、酸奶、奶酪等替代，这些都是良好的钙来源。

鸡肉富含蛋白质和维生素 A，宜适量多吃

鸡肉肉质细嫩，滋味鲜美，且蛋白质含量颇高，适量的蛋白质和赖氨酸、精氨酸、色氨酸等一些氨基酸与钙结合成可溶性络合物，有利于钙的吸收。

同时，相比其他肉类，鸡肉中的维生素 A 含量更多，虽然比蔬菜或肝脏要少，但和牛肉、猪肉相比，其维生素 A 的含量却高出许多。此外，鸡肉中的钾、氨基酸的含量也很丰富，弥补了牛肉、猪肉在这方面的不足。

同时，鸡肉的做法多样，既可以炒，也可以炖汤、煮粥，还可以与很多食材一起搭配烹煮，建议需要补充营养的产后妈妈适量多吃一些。

海带和虾皮都是补钙的好食物

海带和虾皮都是高钙的海产品，其中海带（水发）每100克就含钙241毫克；虾皮中含钙量更高，每100克虾皮就含有991毫克的钙。对于产后妈妈来说，每天适当吃一些海带、虾皮等海产品，是很好的补钙途径。

虾皮含钙量很高，但是太咸，在无形当中会增加盐的摄入，所以吃之前可以用温水泡两个小时以上，再多次清洗后加入醋食用。加醋有利于虾皮中钙的溶出，但是也不可摄入太多。

海带、虾皮等海产品不仅可以补钙，而且还有降低血脂、预防动脉硬化的作用。用海带与肉类一起煮汤，用虾皮做汤、做馅，把小鱼、小虾炸酥带骨一起吃，都是妈妈补钙的好选择。

大骨含钙高，但需烹饪得法

产后妈妈可以通过喝骨头汤来补充一些钙，但熬骨头汤时，骨头里面的钙不会轻易溶解出来，因此单纯靠喝骨头汤绝对达不到补钙的目的。在烹饪时，可以先将骨头敲碎，然后加少许醋，来促进钙的溶出。

熬汤时可以加入一些青菜，再撇去上面的浮油，会更有利于营养的均衡吸收。

远离补钙的绊脚石

钠：盐的摄入越多，尿中排出的钙就越多。要少吃盐分多的食物，如咸菜、酱菜、腐乳等。

磷酸：磷酸会降低钙的吸收利用率，日常要少吃富含磷酸的食物，如加工肉制品，或可乐等碳酸饮料。

饱和脂肪：饱和脂肪会干扰钙的吸收，因此富含饱和脂肪的食物要少吃，比如肥肉、黄油等。

咖啡因：过量的咖啡因会加速钙的流失，每天咖啡因的摄入量应控制在200毫克内，即约350克现煮咖啡。

豆类及豆制品，产后妈妈补钙不可少

豆类是高蛋白质食物，富含多种营养成分，且吃法多样。不管是大豆本身，还是豆制品，其中的含钙量都很高。比如，100克大豆中含钙191毫克，500毫升豆浆含钙120毫克，150克豆腐含钙高达500毫克。

此外，大豆中还含有丰富的镁。研究发现，钙与镁的摄入比例为2：1时，最利于钙的吸收利用。所以，在补钙的同时，也不要忘了补充镁；而大豆不仅可以补钙，还可以同时补充镁，因此大豆及豆制品是妈妈产后非常好的补养食物。

蔬菜中也不乏补钙佳品

蔬菜中也有很多补钙的佳品，研究发现，100克小萝卜缨中，含钙量高达238毫克，是100克牛奶含钙量的近2倍。

西蓝花富含蛋白质、维生素、胡萝卜素等多种营养成分，在钙的含量上，它也当仁不让，100克西蓝花中含钙约67毫克。

此外，100克雪里蕻中含钙达230毫克，而小白菜、油菜、茴香、香菜、芹菜等每100克含钙量也在150毫克左右，经常吃这些蔬菜不仅能补钙，而且可以补充维生素、膳食纤维等多种营养成分，因此产后妈妈一定要多吃蔬菜。

补钙，维生素D不可少

维生素D能全面调节钙代谢，维持血液中钙和磷的正常浓度。产后妈妈可以通过多晒太阳来提升体内维生素D的转化，促进钙吸收。

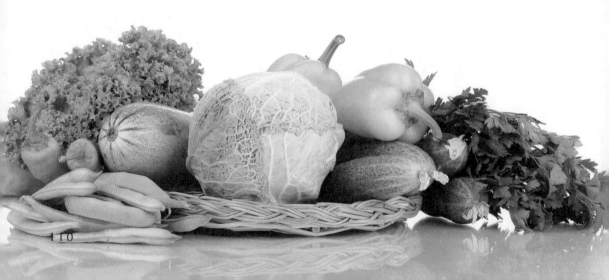

讲究生活细节
——抓住"端正"骨盆时机

骨盆修复的最佳时机

在分娩结束后，骨盆底肌并不会立刻恢复到孕前的状态，骨盆底肌、子宫和膀胱会持续下垂一段时间。一般来说，骨盆底肌、子宫、宫颈、内膜全部都恢复到孕前状态，要到产后 42 天左右，而要恢复到能拎重物的程度大概是在产后 8~12 周。

所以，一般认为，妈妈产后骨盆修复的最佳时间是在产后 42 天时开始，至产后一年内效果最佳。

需要注意的是，若妈妈出现身体状况不佳，做伸展运动时感到疼痛，或者在睡眠不足的状态下及空腹时，一定要谨慎进行骨盆修复运动。

小细节帮你打造完美骨盆

妈妈在产后恢复期，最好减少上下楼梯以及走斜坡路的活动。在走路时，还要注意放慢速度，步子不可迈得太大，避免加重耻骨损伤。产后经常做提肛运动，以强化骨盆肌肉。若产后出现疼痛，则必须卧床休息，并采用骨盆矫正带固定骨盆，帮助耻骨恢复。

剖宫产也要进行骨盆修复

有些妈妈认为，自然分娩才会造成骨盆松弛，而剖宫产因为没有骨盆被迫大力张开的过程，所以就不需要进行骨盆修复了。

这种观念是错误的。

十月怀胎，骨盆底肌在长达 10 个月的时间内一直处于过重负荷状态，较高的激素水平也导致骨盆底肌薄弱，所以，即使是剖宫产妈妈也不可轻视骨盆修复。

修复骨盆也可借助骨盆矫正带

骨盆矫正带，又称骨盆带，主要用于产后骨盆的恢复。双菱形骨盆矫正带是现今国际产科医生比较看好的一款产品，对产后妈妈骨盆快速恢复、保持身材极有帮助。

使用骨盆矫正带要坚持，不要三天打鱼，两天晒网。尤其是做产后运动时，最好及时佩戴骨盆矫正带矫正骨盆。此外，妈妈要注意，每天使用骨盆矫正带的时间不宜过长，一般 8 小时左右即可，且夜间睡觉时最好不要使用。

坐时别跷二郎腿，并拢双腿

很多人坐时喜欢跷二郎腿，殊不知，骨盆和髋关节在长期受压的情况下，易有酸疼感，时间一长，骨盆就在不知不觉中歪斜了，同时还可能出现骨骼病变或肌肉劳损，这一点对于女性的影响尤其大。

对于处于骨盆恢复期的产后妈妈来说，更要注意这一点。坐在椅子上时一定要注意保持正确的坐姿，腰部挺直，膝盖自然弯曲，保持双脚并拢着地，让身体的重心均衡地落在两腿之间，不要跷二郎腿。同时，还要注意伸展背肌，打开双肩，身形会更显优雅。

不要单手拎重物，背包要换肩背

妈妈还要注意一点，尽量不要单手拎过重的物体，拎物最好不要超过 10 斤。可以把要拎的东西分成两份，平分于双手，各拎一份，这样能最大程度上保持平衡。

要注意，妈妈日常背挎包，尤其是背较大、较重的挎包时，最好不要长期使用某一侧的肩膀，要养成每天换肩背包的习惯，以免背部和盆骨发生歪斜。

安全瘦身运动
——矫正骨盆，柔韧曲线

借助瑜伽球矫正骨盆

1 妈妈坐在瑜伽球上，双腿呈分开状，双臂张开，身体轻轻用力使瑜伽球慢慢上弹下陷即可，活动时间 5 ～ 10 分钟。

> **注意：**妈妈一开始做时，为了安全起见，瑜伽球最好加上一个固定底座，以防瑜伽球乱跑导致妈妈摔倒。
> **功效：**活动骨盆，促进骨盆底肌弹性的恢复。

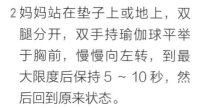

2 妈妈站在垫子上或地上，双腿分开，双手持瑜伽球平举于胸前，慢慢向左转，到最大限度后保持 5 ～ 10 秒，然后回到原来状态。

3 休息 3 ～ 5 秒，慢慢向右转，到最大限度后保持 5 ～ 10 秒，再回到原来的状态。两侧交替进行 5 ～ 10 次。

> **注意：**做这一动作时，可以略屈双膝，同时上半身保持挺直。
> **功效：**锻炼骨盆，促进骨盆底肌弹性的恢复。

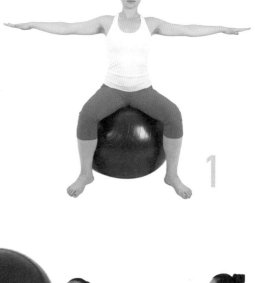

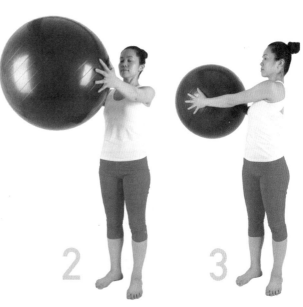

钟摆式运动，让骨盆回到中央

站姿，身体挺直，双手叉腰。将骨盆轮流往右侧及左侧外推，像钟摆一样。动作缓慢进行，不要太用力，慢慢重复5～10次即可。

> **注意**：做这一动作时，要尽量保持上半身挺直不动，将注意力放在骨盆上，感觉整个骨盆左右移动。
>
> **功效**：让骨盆回到中央，放松紧绷的髋关节。

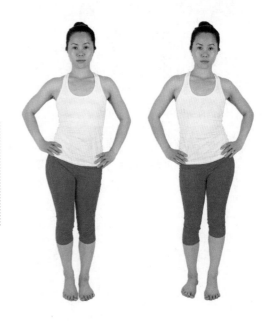

蹲起式运动，正骨盆瘦臀腹

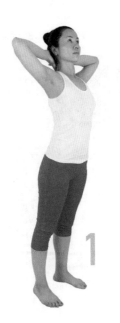
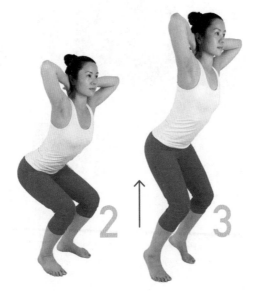

1 双脚开立与肩同宽，双手十指相交放于脑后，双腿挺直，吸气时背部向上伸展。

2 呼气的同时屈膝下蹲，尽量蹲至大腿与地面平行的位置。

3 吸气，同时双脚蹬地向上站起来。

坐在沙发上就能做的矫正骨盆小动作

坐在沙发（或床）上，脚掌紧贴，双手放在脚尖上，然后将脚跟拉向会阴处，把力量集中放在大腿根部。然后，慢慢地把身体往前倾，维持该姿势约30秒。重复5～10次即可。

> **注意：** 下压身体时，注意上半身一定要保持挺直。
>
> **功效：** 促进骨盆底肌弹性的恢复，锻炼骨盆。

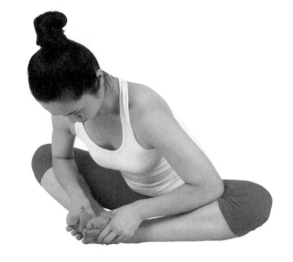

坐在沙发（或床）上，把双腿打开，把左脚脚掌踩在右大腿根部，右脚保持伸直，右手抓住右脚大脚趾，左手向后放于腰部右侧，整个身体慢慢往右边弯曲，达到最大限度后停留大约20秒。换腿重复动作，左右交替5～10次即可。

> **注意：** 妈妈一开始做这个动作时，身体弯曲的角度可以小一些，不要强求。
>
> **功效：** 锻炼骨盆底肌和腰肌，促进产后恢复。

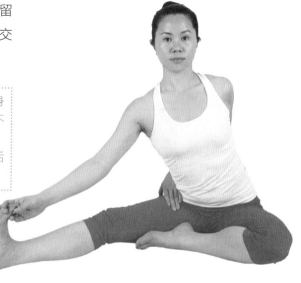

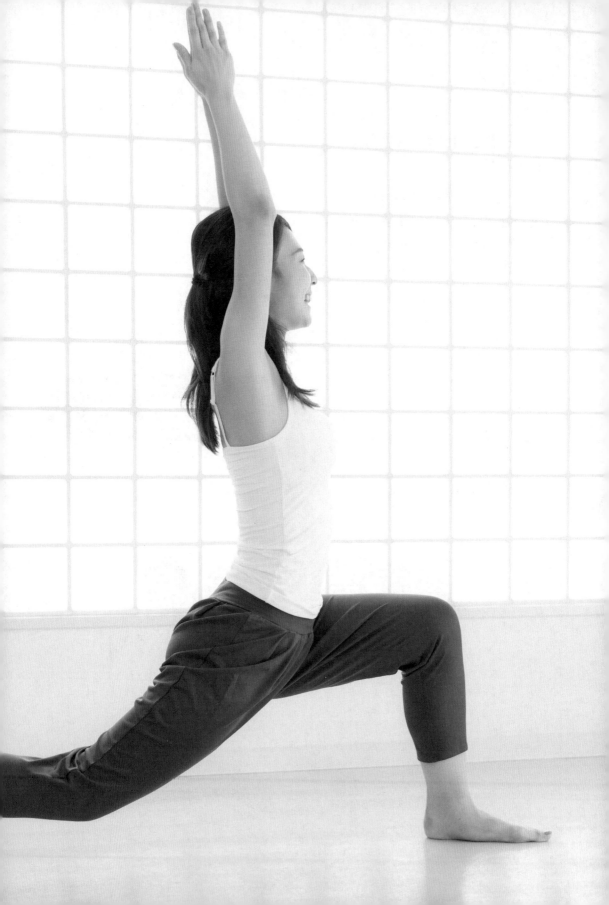

Chapter

6

告别大肚腩，
练出小蛮腰

有一首歌中唱道："如果有一天，我有了大肚腩，不要紧啦！拿来当枕头睡喽！"歌词虽然诙谐幽默又带着温馨，但是大肚腩还是要不得。

俗话说："肚子越大寿命越短。"这是因为，肚腩并不只是能看见的囤积在腹部的脂肪，腹腔的肝脏、胰脏等重要器官的脂肪含量也会随着肥胖增多，它们是危害健康的主要因素。所以，为了身体健康，也要减掉肉肉的大肚腩。

从怀孕到生产，
腹部松弛了

恢复被宝宝撑出来的大肚子

随着宝宝在妈妈肚子里一天天长大，妈妈的肚子逐渐变大，腹部肌肉被撑开，即使生完宝宝也不能马上恢复；宝宝出生后，子宫腾空，内脏下垂，也会让腹部看起来松弛。

要给"肚子"一点时间，被过度拉伸的肌肉需要慢慢恢复弹性，妈妈可以通过饮食、运动调理，促进形体恢复。

腹部"游泳圈"是脂肪堆积太多了

脂肪围积在腹部，就会显现出大肚腩，俗称"游泳圈"。腹部脂肪的围积，并不像表面上看到的那样似乎只是多了几圈肉，其实是脂肪围积在支撑肝脏、胰脏、小肠等器官的肠系膜及血管周围，属于内脏脂肪型肥胖。

内脏脂肪型肥胖会让内脏功能发挥受到脂肪的阻碍，调节血糖的胰岛素功能减退，造成糖和脂肪无法顺利代谢，容易导致糖尿病、高血压、心肌梗死等疾病发生。所以，腹部肥胖绝不能掉以轻心，如果不能控制体重减掉大肚腩，势必会威胁健康。

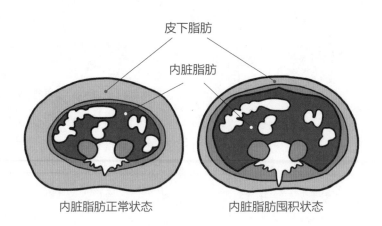

皮下脂肪

内脏脂肪

内脏脂肪正常状态　　　　　内脏脂肪围积状态

酶失职会让肚子一天胖一圈

人体的新陈代谢过程，类似于维持生命活动的庞大的生产加工工程，酶在这个工程里尽职尽责地工作，负责启动和监管每一个细胞的代谢工作。如果酶失职，人体的代谢工程将会紊乱，脂肪得不到充分分解、转化，就容易囤积在身体里。

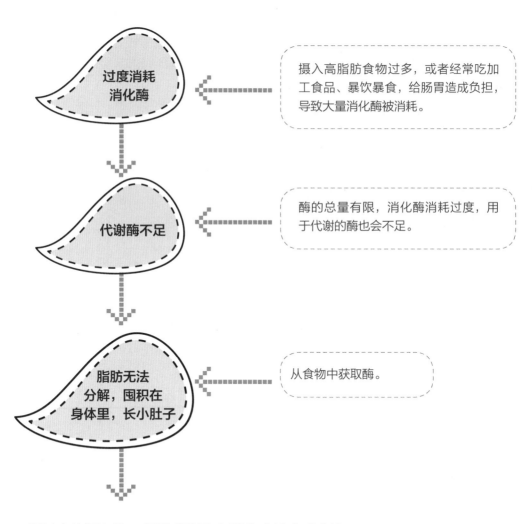

过度消耗
消化酶

摄入高脂肪食物过多，或者经常吃加工食品、暴饮暴食，给肠胃造成负担，导致大量消化酶被消耗。

代谢酶不足

酶的总量有限，消化酶消耗过度，用于代谢的酶也会不足。

脂肪无法
分解，囤积在
身体里，长小肚子

从食物中获取酶。

通过食物摄入酶，促进代谢酶和消化酶的合成分泌，
增强酶的活性，有利于瘦身

菠萝番茄汁

促进新陈代谢

番茄富含维生素和番茄红素，具有强抗氧化活性，搭配富含酶的菠萝，不仅能提高酶的活性、促进新陈代谢，还能延缓衰老。

材料　菠萝 100 克，番茄 50 克。

调料　柠檬汁少许，蜂蜜适量。

做法

1　番茄洗净，去皮，切块；菠萝去皮，切块，用淡盐水浸泡 15 分钟。

2　将番茄块和菠萝块放入榨汁机中，加适量饮用水和少许柠檬汁搅打成汁后倒入杯中，加入蜂蜜调匀即可。

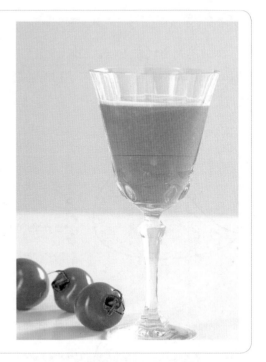

香蕉腰果汁

舒缓情绪，抗疲劳

香蕉是高酶水果，能促进身体新陈代谢。腰果富含蛋白质和 B 族维生素，能迅速帮人补充体力，腰果每天食用 25~35 克为宜。

材料　香蕉 1 根，腰果 30 克。

调料　原味酸奶 2 匙。

做法

1　香蕉去皮，切片；腰果切碎。

2　将上述食材和酸奶一同放入榨汁机中，加入适量饮用水搅打成汁后倒入杯中即可。

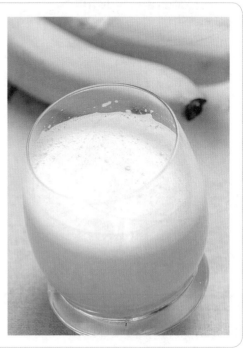

8 种食物吃出平坦小腹

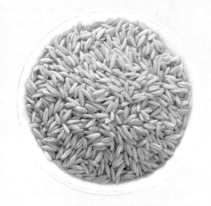

1 燕麦：调节肠道菌群

燕麦中含有 β - 葡聚糖，能调节肠道菌群，还可以促进胃肠蠕动，防止便秘，有很好的排毒瘦身作用。同时，燕麦富含维生素 E，可以抗氧化、美肌肤，具有很好的美容功效。

食用燕麦片的一个关键就是要避免长时间高温煮，燕麦片煮的时间越长，其营养损失就越大。生麦片需要煮 20~30 分钟，熟麦片则只需 5 分钟。

2 山药：减少皮下脂肪堆积

山药最大的特点是能够供给大量的人体黏液蛋白，它可以减少皮下脂肪沉积。山药中所含的水溶性纤维容易产生饱腹感，可控制食欲；消化酶能促进淀粉的分解，加速新陈代谢，减少多余脂肪，是天然的瘦身佳品。

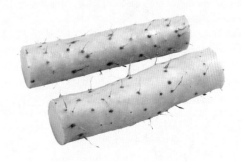

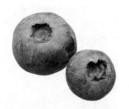

3 蓝莓：充当"溶脂剂"

蓝莓作为浆果的一种，其富含的抗氧化剂很好地充当了"溶脂剂"的角色，能加快腹部塑形。另外，多吃蓝莓和黑莓还可以美容养颜。

挑选蓝莓要看颜色，在深紫色和蓝黑色之间的蓝莓才好吃。

4 魔芋：超强饱腹感

魔芋中含量最多的葡甘露聚糖（GM）具有强大的膨胀力，既可以填充胃肠，消除饥饿感，又因其所含的热量微乎其微，所以控制体重的效果非常理想。魔芋中的膳食纤维能促进胃肠蠕动，润肠通便，减少肠道对脂肪的吸收。

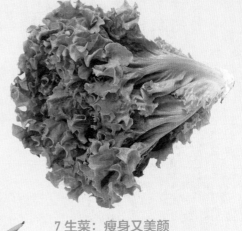

7 生菜：瘦身又美颜

生菜是常见的减肥蔬菜，含有充足的膳食纤维及维生素C，可以产生饱腹感，控制进食量，帮助减少体内多余脂肪的同时还能滋润肌肤。

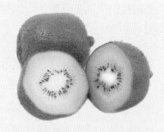

5 猕猴桃：美白、促进消化

猕猴桃中的猕猴桃酶有整肠作用，可以促进消化，阻碍体内脂肪囤积。同时，猕猴桃中的维生素C含量丰富，有很好的美白、抗氧化作用。

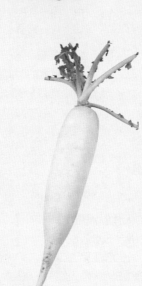

6 白萝卜：加快新陈代谢

富含能分解淀粉的淀粉酶，帮助消化，减少粪便在肠道内停留的时间，帮助身体排毒，促进身体新陈代谢，达到瘦身的效果。

8 油菜：减少脂类吸收

油菜中含有较多的维生素、矿物质，能提升代谢功能，帮助瘦身。油菜含有的膳食纤维能与食物中的胆固醇及甘油三酯结合，并通过粪便排出，从而减少身体对脂类的吸收。

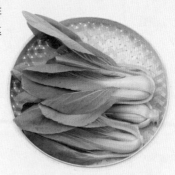

摄入富含 B 族维生素的食物，促进身体代谢

肥胖是一种代谢不平衡的状态，而 B 族维生素是影响身体代谢的重要营养素，维生素 B_1、维生素 B_2、维生素 B_6 和维生素 B_{12} 可以促进脂肪、蛋白质和碳水化合物的代谢，具有燃烧脂肪、避免脂肪囤积的瘦身功效，主要来源是全谷物、新鲜蔬菜、水果和蛋奶类食物。

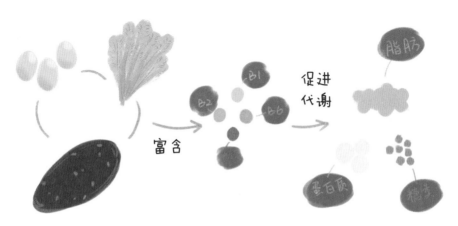

多吃粗粮和果蔬，从中摄取 B 族维生素，可以促进身体代谢，达到燃烧脂肪、避免脂肪囤积的瘦身目的。

用不粘锅炒菜以减少高热量油脂

许多朋友在炒菜的时候发现炒锅很容易粘住食材，通常会倒很多油以防粘锅，这样会在不知不觉中吃进过量的油脂。用不粘锅炒菜，更易遵守低脂少油的原则，避免发胖。

饭后喝大麦茶或橘皮水、芹菜汁

饭后喝大麦茶或橘皮水可增加胃液分泌，促进胃肠蠕动，对食物的消化和吸收很有好处。

如果一餐中吃的油腻食物较多，喝杯糖分低、膳食纤维含量多的芹菜汁大有裨益，芹菜中的膳食纤维可以带走部分脂肪。

讲究生活细节
——精油按摩，收紧腰腹部线条

天然植物的单方精油，如杜松精油、葡萄柚精油、柠檬精油、胡萝卜籽精油、丝柏精油、德国蓝甘菊精油等，都是具有显著瘦身效果的植物精油，它们能够瓦解腹部顽固脂肪，增强腰腹部的皮肤弹性，收紧腰腹部线条。

柠檬配方精油		丝柏配方精油	
柠檬 2 滴	杜松 2 滴	丝柏 4 滴	杜松 3 滴
葡萄柚 3 滴	薄荷 1 滴	天竺葵 3 滴	葡萄籽油 20 毫升
荷荷巴油 20 毫升		甜杏仁油 10 毫升	

1 先用温热的毛巾热敷肚子。倒七八滴精油在掌心，搓热。

2 用双手把精油均匀地涂抹在肚子上。双手画大圈按摩 7 圈。

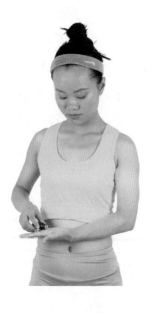
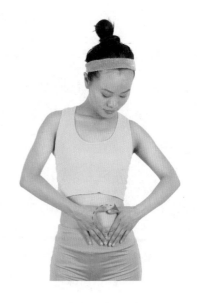

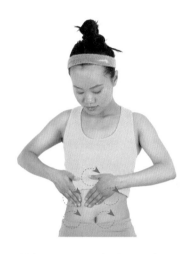

3 顺时针画小圈按摩肚子，每个小圈按摩 5 次。

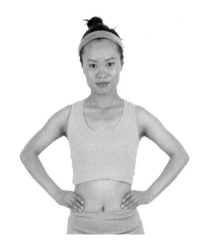

4 双手叉腰，虎口卡在腰部两侧，上下捏动。

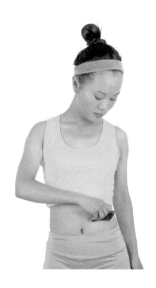

5 用刮痧板从腰的一侧，自上而下一排一排刮至腰的另一侧，速度可以稍快点。

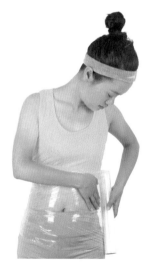

6 用保鲜膜将涂上精油的肚子包 10 分钟，让精油中的燃脂成分有效吸收，加强瘦身效果。

安全瘦身运动
——瘦出性感曲线

能站就不坐，站着就能瘦

久坐不动最容易囤积腹部脂肪，除了适当的休息，最好让身体离开沙发、床，虽然身体习惯了"懒惰"，一开始有点难受，但是坚持下来一定受益。站立时可以做个简单的小动作——收紧臀部和腿部，放松，再收紧，再放松，反复数次，减肚子的同时还能紧致臀部和腿部的肌肉。

站着，是最简单、最省力的瘦身方法。

散步的时候拍拍腹部

中医认为，脾胃虚弱、运化无力，腹部就容易堆积脂肪，可以通过敲打胃经来补足胃气。腹部有中脘穴和天枢穴，没事儿的时候拍一拍能起到调节肠胃、减肥的作用。

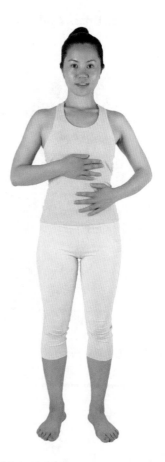

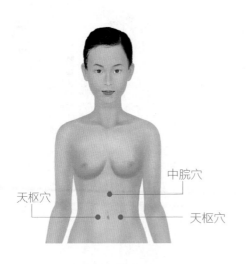

瘦肚子多做仰卧起坐

效果： 增强腹部肌肉弹性，改善体态。

方法：

1 身体仰卧在瑜伽垫上，屈膝约成直角，双脚平放在瑜伽垫上。

2 把手靠于头部两侧，靠腹肌力量把身体向上拉起，同时呼气，收紧腹部肌肉并稍停留一会儿，然后慢慢把身体还原到起始位置。

次数： 15 次 1 组，从 1 组逐渐增加到 3 组。

> Tips
>
> 　　仰卧起坐姿势要规范，否则，浪费时间，甚至有害无益。
>
> ● 不要把脚部固定（如由同伴用手按着脚踝），因为这样大腿和髋部的屈肌便会用力，从而减少了腹部肌肉的工作量。
>
> ● 不要直腿做仰卧起坐，因为这样会加重背部负担，容易对背部造成损害。
>
> ● 根据自身腹肌的力量而决定双手的位置，双手越靠近头部，做仰卧起坐时会越感吃力。
>
> 　　初学者可以把手靠于身体两侧，体能改善后，再把手交叉贴于胸前。然后，可以尝试把手放于头后。注意，不要双手手指交叉枕在脑后，避免用力时拉伤颈部的肌肉。

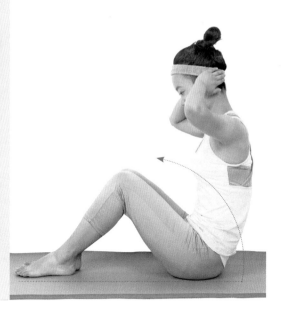

让肚子"消气"的腹式呼吸法

　　我们都知道呼吸靠肺完成，是人体的一种生命本能，而腹式呼吸是吸气时腹部鼓起，呼气时腹部缩紧，腹部在一吸一呼间起落。腹式呼吸有助于恢复腹部肌肉弹性，坚持一个月，你能惊喜地发现原来气鼓鼓的肚子"消气"了。

扭扭腰，扭掉水桶腰

坐姿侧弯腰

效果：可以减少腰侧赘肉，同时还能增强腰部灵活性。

方法：

双腿盘坐在瑜伽垫上，上半身挺直，右臂向上伸直贴于耳侧，左手轻轻触地，由腰椎带动上半身缓缓向左侧弯曲，达到极限时，自然呼吸，保持15秒。换另一方向做。

次数：重复10～20次。

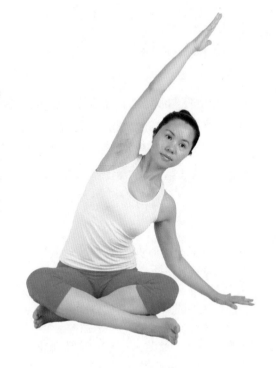

站姿伸臂弯腰

效果：可以减少腰腹部的赘肉，同时锻炼腰腹部的柔韧性。

方法：

站立，手臂向上伸展，双手十指相扣，掌心向外；身体缓慢向前弯曲，当上半身与下半身成直角的时候，停住保持姿势，进行3次呼吸，然后身体慢慢恢复直立姿势。

次数：重复10～20次。

左右摇摆塑造 S 曲线

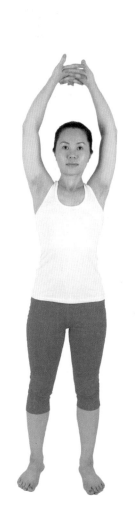

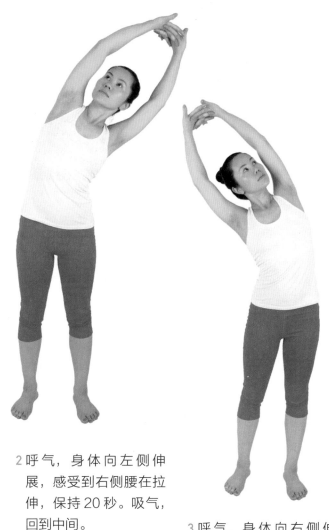

1 站立，双脚分开与肩同宽，双腿收紧上提，吸气的同时将双臂从身体两侧向上抬起，在头顶处十指交叉，翻转让掌心向上。

2 呼气，身体向左侧伸展，感受到右侧腰在拉伸，保持 20 秒。吸气，回到中间。

3 呼气，身体向右侧伸展，感受到左侧腰在拉伸，保持 20 秒。吸气，回到中间。

侧抬腿练出腰肌

1 身体侧躺，双腿收紧并
拢在一起，双手自然撑
在身前，上半身抬起。

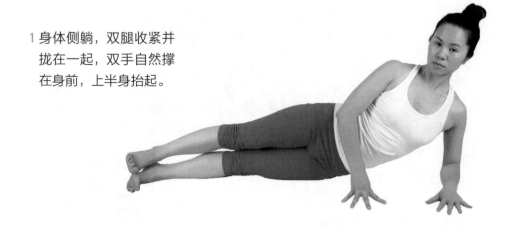

2 呼气，双腿保持并拢状
态抬起，与地面成角约
30°，吸气，还原。重
复动作20次。

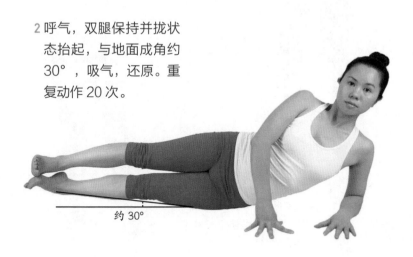

约30°

刮天枢穴、气海穴、关元穴，除掉小腹赘肉

功效： 内分泌失调会导致新陈代谢发生障碍，体内废物不能及时排出，淤积于非常容易堆积脂肪的腹部。采用刮痧的方法，刮天枢穴、气海穴、关元穴，疏通经络，促进新陈代谢，能够逐渐减少腹部脂肪，有效缩小腰围。

方法：

1 以肚脐为中心，用刮痧板分别刮拭天枢穴、气海穴、关元穴，力度均匀。

2 采用角揉法按摩天枢穴、气海穴和关元穴，力度要适中。

时间： 保持在 30 分钟之内。

取穴方法：

天枢穴： 位于人体中腹部，肚脐两侧 2 寸处，左右各 1 处。

气海穴： 位于肚脐正下方 1.5 寸的位置。

关元穴： 位于肚脐正下方 3 寸的位置。

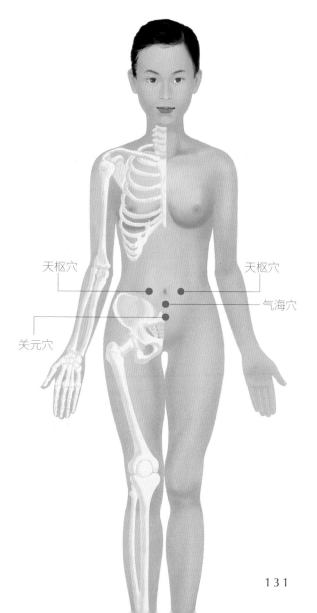

天枢穴

天枢穴

气海穴

关元穴

利用零散时间，每天 10 分钟运动瘦全身

　　妈妈照顾孩子可能要花费很多时间，自己再找较长的时间去运动比较难实现，那就可以利用"零散时间"运动，如做一套 10 分钟的操，坚持下去自然就有好身材。

鳄鱼扭转

　　睡前，躺在床上做一做此套动作，可以帮助全身肌肉放松，活动骨盆，有助于消除多余的赘肉，还能帮助睡眠。

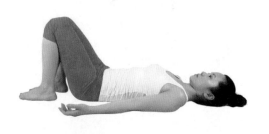

1 仰卧屈膝，双脚踩在床上，双臂自然放在身体两侧。

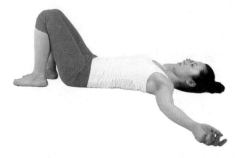

2 双臂慢慢展开，臀部微微抬起，左右移动。

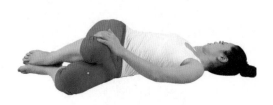

3 双膝倒向左边，左手自然放在腿弯处，头扭向右边看右手，保持 20 秒。

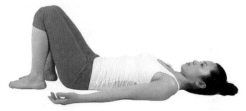

4 慢慢恢复原位。然后反方向动作，保持 20 秒。

半月式

工具：一块瑜伽砖。

功效：此套动作帮助拉伸身体的大部分肌肉，瘦身的同时有助于缓解疲劳，帮助骨盆恢复。

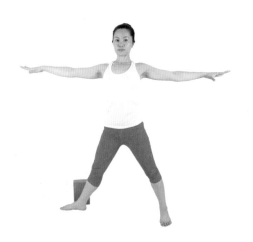

1 站立，双脚分开较大，双臂伸直、侧平举。

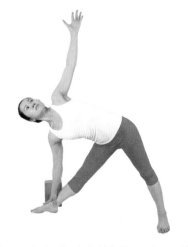

2 呼气，身体向右侧拉伸，右手放在右脚踝处。如果触碰不到脚踝，可以放在小腿处。

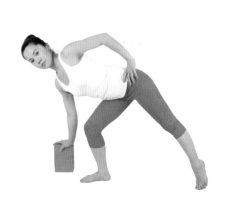

3 吸气，屈右膝，左脚跟抬起，左手叉腰，右手放在竖放的瑜伽砖上。

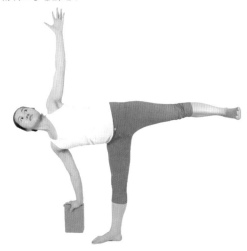

4 呼气，右手支撑在瑜伽砖上，左腿抬起与身体保持水平，左臂向上伸直。

　　睡前或在床上躺着休息的时候，可以做几组屈膝卷腹的动作。虽然动作看起来很简单，但是长期坚持可以有效地锻炼腹部肌肉，练出平坦小腹。

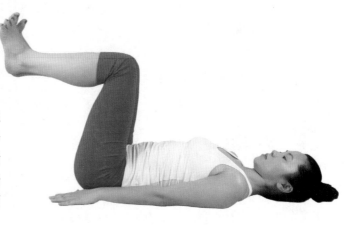

1 平躺，双腿伸直，双手自然伸直，放在身体两侧，吸气，然后双腿同时慢慢屈膝抬起，保持小腿与床面水平。

2 呼气，上半身微抬起，双手抱左膝，右腿伸直；抱右膝，左腿伸直。重复动作10~20次。

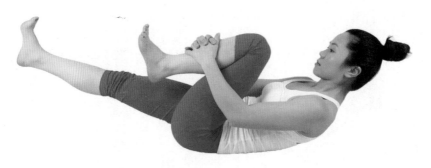

Tips

　　等身体已经适应此套动作后，可以慢慢地提高换腿抱膝的频率和增加次数。

平躺侧弯腰摸脚跟

用腰腹部肌肉的力量拉动上半身抬起，使手能触摸到同侧脚跟。这套动作有助于重塑腰腹肌肉，紧致腰部曲线。

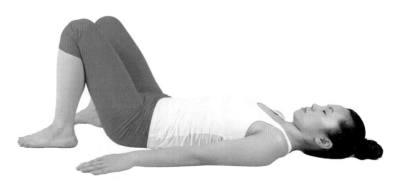

1 平躺，屈膝并拢，双脚分开与髋同宽，双臂自然放在身体两侧。

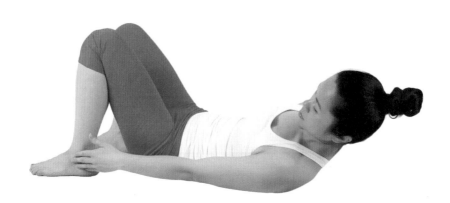

2 吸气，用左手去触摸左脚跟，背部抬起，呼气，回到平躺姿势；吸气，用右手去触摸右脚跟，背部抬起，呼气，回到平躺姿势。重复动作 5~10 次。

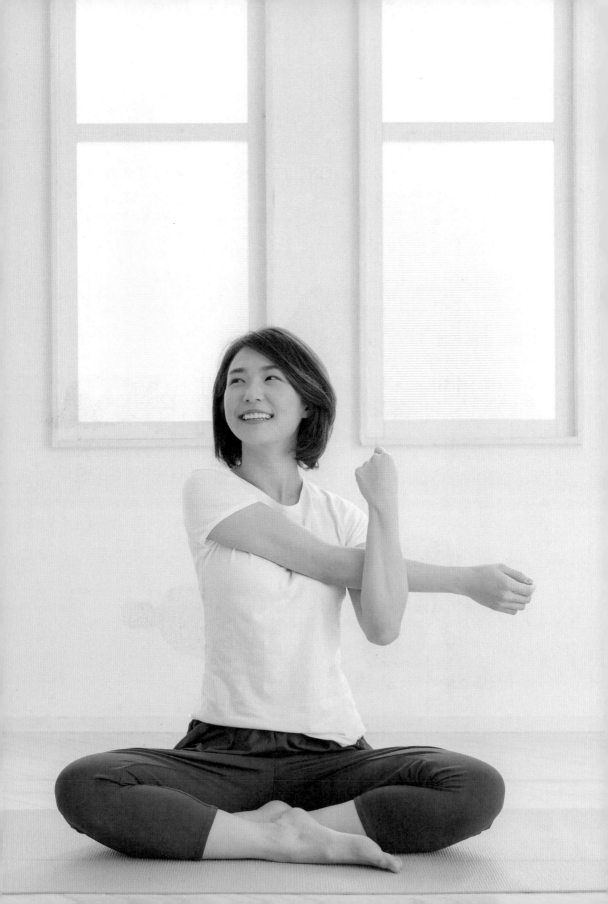

产后妈妈的局部瘦身，每一处都瘦瘦的

因为每个人的体质不同，肥胖的部位也不尽相同，所以妈妈在进行产后瘦身恢复的同时，也可以重点锻炼一下特别肥胖的部位，比如大腿、手臂、后背……有重点地进行局部瘦身会让身材曲线更加曼妙。

瘦腿

多吃 4 种食物，打造撩人细长腿

苹果 帮助清除体内的垃圾

瘦身关键词 | **膳食纤维、维生素 C、果酸**

苹果富含膳食纤维，可以帮助清除体内的垃圾，有助于人体内部毒素的排出。

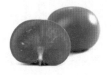

番茄 加强腿部血液循环

瘦身关键词 | **膳食纤维、维生素 C**

番茄富含膳食纤维，有利于排出各种毒素，还能够清除危害身体的自由基，保护人体细胞，能有效消除腿部疲劳，加强腿部血液循环。

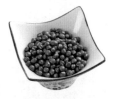

红豆 促进新陈代谢

瘦身关键词 | **蛋白质、膳食纤维、B 族维生素**

红豆中所含的膳食纤维有助于促进新陈代谢、排出体内堆积的废物。除了在瘦腿上有很大功效，红豆中还含有丰富的铁，可以补血。

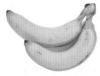

香蕉 瘦腿、清宿便

瘦身关键词 | **钾、果胶、膳食纤维**

香蕉富含钾，可以瘦腿，但是热量较其他水果偏高，每天吃两三根香蕉，适当少吃些主食，就能看到瘦腿的效果。香蕉含有果胶，有较好的通便效果，能调理便秘，帮助彻底清理体内的宿便。

每天10分钟细腿按摩

风市穴： 位于大腿外侧中线上，站立时手臂下垂中指指尖所在位置。弯曲大拇指，用指关节画圈按摩。

血海穴： 位于大腿内侧，膝盖内侧向上2指宽位置处。用大拇指指腹画圈按摩。

足三里穴： 位于膝盖外侧凹陷位置向下3寸处。用大拇指指腹向下按压，按压一次停留10秒左右。

承山穴： 踮起脚尖时，小腿肚会有一块隆起的肌肉，肌肉正下方的凹陷处即为承山穴。用大拇指指腹向下按压，按压一次停留5秒左右。

阳陵泉穴： 位于膝外侧腓骨小头部前下方凹陷处。用大拇指指腹画圈按压式按摩。

梁丘穴： 膝盖伸直，位于外侧膝盖沟边缘。用大拇指指腹画圈按摩。

解溪穴： 位于脚背踝关节两根筋的凹陷处。用大拇指指腹画圈按摩。

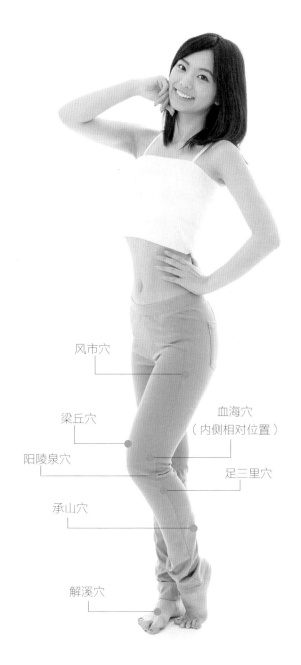

风市穴

梁丘穴

血海穴
（内侧相对位置）

阳陵泉穴

足三里穴

承山穴

解溪穴

超简单瘦大腿，扶着椅子踢踢腿

找一个稳定性好的椅子，站在椅子后面，用手扶稳椅背，身体向椅背一侧倾斜，同时抬起左腿，用力绷紧脚尖来回甩腿30下，然后换腿重复动作。

这个运动特别适合家里空间小，又不是很方便拿出大块时间运动的妈妈。每天练1组，一个月就能看到效果——大腿瘦了一圈，而且整个腿部变得紧实很多。

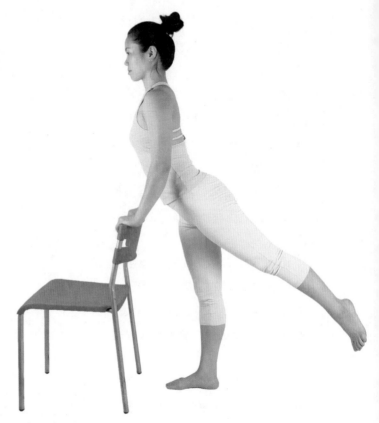

告别"大象腿"，多做骑车运动

骑车运动能很好地消减大腿赘肉，有条件的妈妈可以每天骑车40~60分钟。在做骑车运动时，前20~30分钟，消耗的是糖分；运动30分钟后，身体才开始分解脂肪。所以低于40分钟的骑车运动，虽然能对心肺起到一定的锻炼效果，但并不能消耗更多脂肪。但是若骑车运动超过1个小时，可能会损害身体，所以保持1个小时内的骑车运动最佳。

不方便出去骑车的妈妈，也可以在家里做类似骑车的运动。平躺在床上，双腿并拢抬高，与身体成直角，然后双腿在空中交替做骑车蹬腿动作。最开始可以做10分钟，然后根据身体适应能力逐渐增加时间。

洗完澡搓一搓，搓掉小粗腿

洗完澡后身体舒展，此时搓一搓大腿可以更快地燃烧脂肪，揉搓时配合瘦腿精油或者舒缓肌肉精油，瘦腿效果更明显。注意保持单向揉搓，不要来回搓，因为下半身的淋巴在腹股沟处，要往淋巴的方向引流才会有效果。

天竺葵瘦腿精油配方	舒缓肌肉精油配方
天竺葵精油 4 滴	迷迭香精油 6 滴
丝柏精油 5 滴	丝柏精油 5 滴
荷荷巴油 20 毫升	甜杏仁油 20 毫升

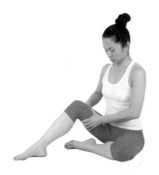

1 取适量精油均匀涂抹在大腿上，双手用虎口包住大腿，从膝盖向大腿根揉搓 15 分钟。

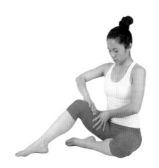

2 Z 字形揉搓，感觉像扭毛巾一样，用点力，有酸痛感才有效果。也可以用带滚轮的按摩道具。

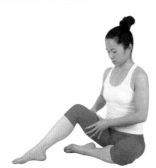

3 沿着大腿中央向上轻推。

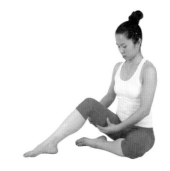

4 沿着大腿中央，用大拇指一边按压一边往上移动。

踮踮脚瘦小腿

平时站着的时候踮踮脚尖，有助于拉伸小腿肌肉，塑造修长小腿。

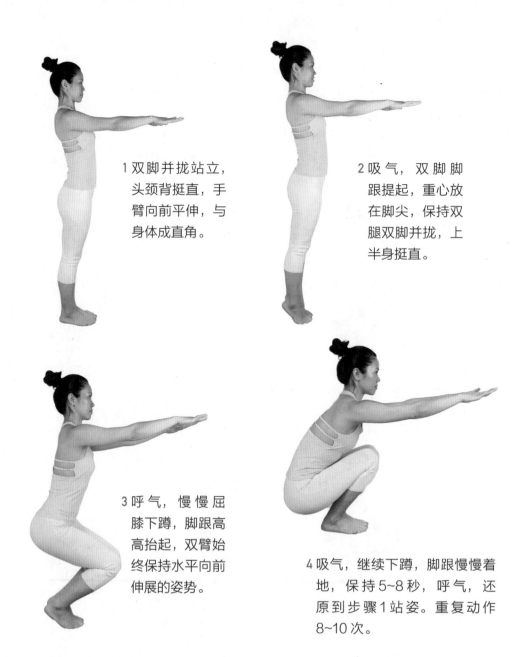

1 双脚并拢站立，头颈背挺直，手臂向前平伸，与身体成直角。

2 吸气，双脚脚跟提起，重心放在脚尖，保持双腿双脚并拢，上半身挺直。

3 呼气，慢慢屈膝下蹲，脚跟高高抬起，双臂始终保持水平向前伸展的姿势。

4 吸气，继续下蹲，脚跟慢慢着地，保持5~8秒，呼气，还原到步骤1站姿。重复动作8~10次。

瘦手臂

手臂伸展操，快速瘦手臂

瘦手臂的锻炼是随时随地都能进行的，巧妙利用椅子，或者买两瓶矿泉水，在看电视的时候就能轻松瘦手臂。

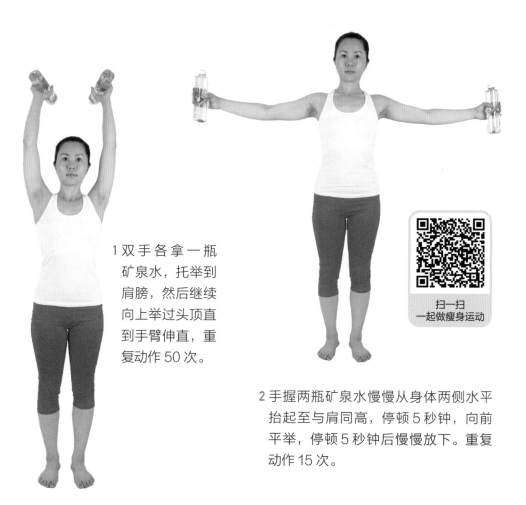

1 双手各拿一瓶矿泉水，托举到肩膀，然后继续向上举过头顶直到手臂伸直，重复动作 50 次。

扫一扫
一起做瘦身运动

2 手握两瓶矿泉水慢慢从身体两侧水平抬起至与肩同高，停顿 5 秒钟，向前平举，停顿 5 秒钟后慢慢放下。重复动作 15 次。

小道具轻松瘦手臂

选一个稳定性好的椅子，背对椅子，双手反撑在椅面边缘，先下蹲，再起身让屁股与椅面齐平，反复动作 10 次。

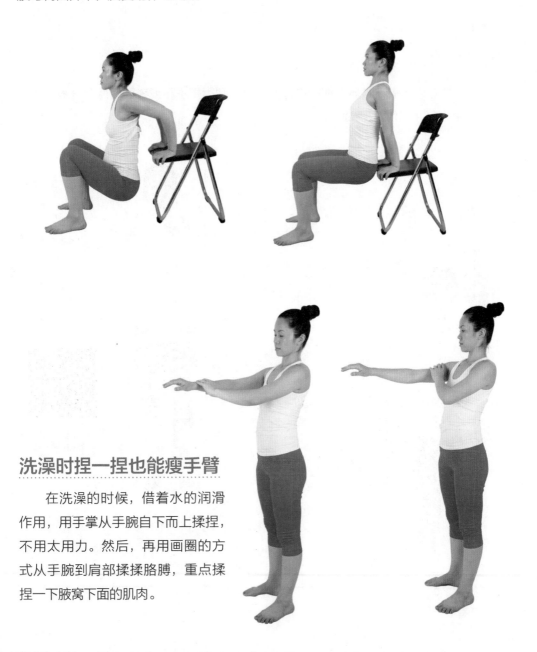

洗澡时捏一捏也能瘦手臂

在洗澡的时候，借着水的润滑作用，用手掌从手腕自下而上揉捏，不用太用力。然后，再用画圈的方式从手腕到肩部揉揉胳膊，重点揉捏一下腋窝下面的肌肉。

瑜伽让你的手臂、肩背线条更优美

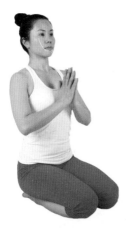

1 跪坐在瑜伽垫上，屁股坐在后脚跟上，双手合十于胸前，平稳呼吸。

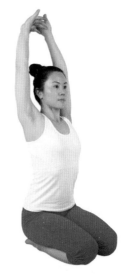

2 吸气，双臂努力向上抬起，十指交叉，手掌外翻，掌心向上，感受到两侧腰部伸展向上。

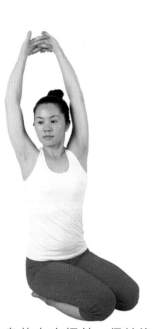

3 呼气，身体向右扭转，保持姿势30秒，平稳呼吸。

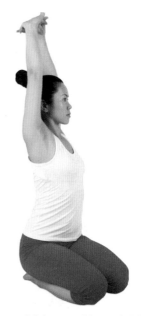

4 吸气，回到中间，再做另一侧动作。

按压曲池穴、内关穴，跟手臂赘肉说再见

穴位按摩有助于加速血液循环，对胳膊变细非常有效。每个穴位每天按摩 10 次。

曲池穴

将手肘内弯约呈直角，手肘横纹尽处凹陷位置即曲池穴。用右手大拇指指尖点按左臂曲池穴 1 分钟，然后换左手点按右臂曲池穴 1 分钟。

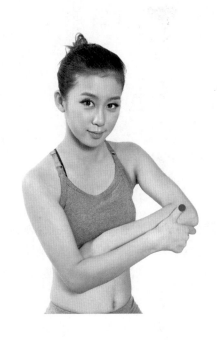

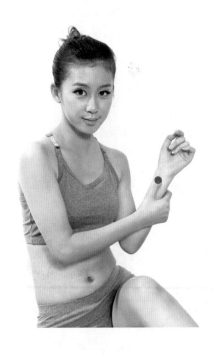

内关穴

一手握拳，腕掌侧突出的两筋之间的点，距腕横纹三指宽的位置即内关穴。用一只手的大拇指，稍用力向下按压对侧手臂的内关穴后，保持压力不变，继而旋转揉动，以产生酸胀感为度。

打造骨感肩背

刮痧刮走"水牛肩"

一个人如果背部堆满赘肉，会给人留下虎背熊腰的印象，尤其是肩胛骨下面耸起的赘肉，像水牛的肩膀一样，俗称"水牛肩"，很不美观。刮痧可以帮助爱美的女性紧致背部曲线，塑造完美、性感的"背影"。

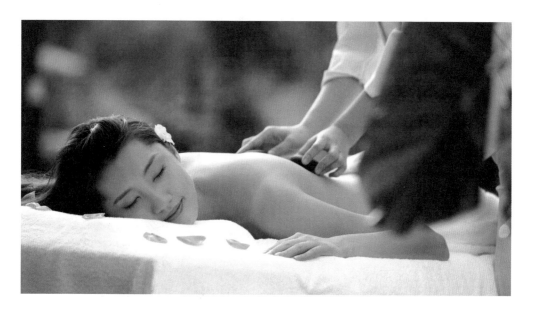

Tips

尽量少坐电梯，走楼梯是一种很好的美背方法，不仅可以增强背部肌肉，还可以锻炼全身肌肉。在家中休息时，少坐软绵绵的沙发，因为这样无法保持背部的直立状态，影响背部曲线美。

具体操作

1 被刮痧者俯卧，刮痧者站于侧面，在背部均匀涂抹刮痧油，按摩到肌肉松软。

2 自上而下刮拭整个背部的皮肤，出现紫红色痧痕即可。

模仿划桨运动，坐拥 X 形美背

　　放一支自己喜欢的乐曲，跟着音乐的频率时而快时而慢地模仿划桨的动作。做完后，可以再做些大幅度的转体动作来强化背部的深层肌肉，注意双臂要随着身体自然摆动。

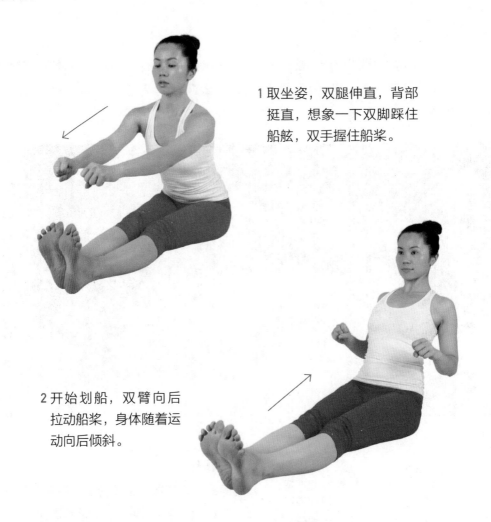

1 取坐姿，双腿伸直，背部挺直，想象一下双脚踩住船舷，双手握住船桨。

2 开始划船，双臂向后拉动船桨，身体随着运动向后倾斜。

随时随地可用的美背小妙招——站墙根

　　靠墙站立，头部、双肩、臀部、脚后跟全部贴在墙壁上，保持 10～20 分钟即可。每天坚持，不但可以美背，还有助于养成挺胸抬头的习惯。

美肩瘦背瑜伽，打造迷人后背

旋肩式

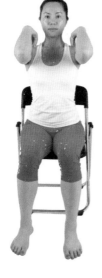

1 坐在椅子上，双手的指尖轻轻搭放在肩部上方。

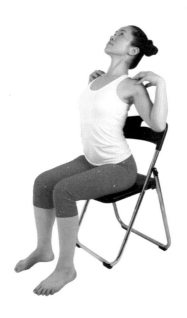

2 吸气，挺胸，感觉背部用力，用肘尖带动双臂向上运动。

3 呼气，双臂继续向前运动，前臂贴紧头部，再向下、向后循环绕3圈。调整呼吸，反方向练习3圈。

Tips

此套动作可以锻炼背肌，特别是肩胛骨区域，灵活放松两肩关节，消除肩部酸疼的现象，减少肩膀处脂肪的堆积。

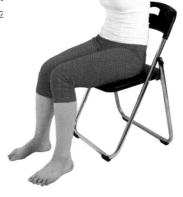

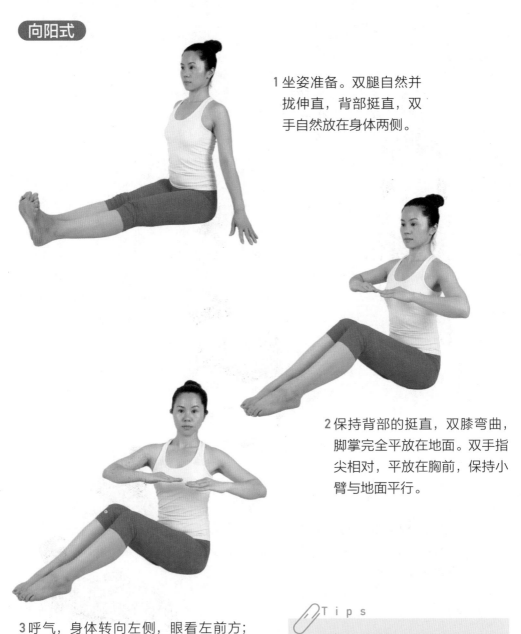

向阳式

1 坐姿准备。双腿自然并拢伸直，背部挺直，双手自然放在身体两侧。

2 保持背部的挺直，双膝弯曲，脚掌完全平放在地面。双手指尖相对，平放在胸前，保持小臂与地面平行。

3 呼气，身体转向左侧，眼看左前方；吸气，身体转回正前，调整呼吸。呼气，身体转向右侧，眼看右前方；吸气，身体转回正前。重复动作 2~3 次。

Tips

此套动作收紧整个后背的肌肉，促进气血通畅，稳定背部神经，使背部更具有支撑力，同时帮助纠正驼背，缓解背部僵硬。

2 呼气，以髋关节为折点，双臂引领上半身向前向下，背部尽量与地面平行，保持 10 秒，平稳呼吸。此时注意不要弓背，双膝不要弯曲，保持肩部的放松。

1 双脚分开与肩同宽，吸气，双臂从身体两侧打开向上，双手在头顶上方掌心相对合十。

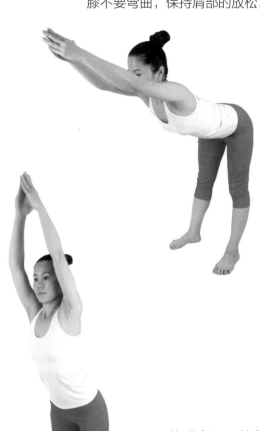

Tips

这套动作伸拉整个背部的肌肉，促进背部血液循环，滋养脊柱神经，缓解双肩僵硬。

3 一边吸气，一边慢慢起身直立，呼气，双臂放松，回到身体两侧。

美臀

洗澡时按一按，轻松瘦臀部

穴位按摩可以刺激身体的内部肌肉，帮助消除脂肪，特别是在洗澡的时候进行穴位按摩，会有很好的翘臀、减肥效果。

1. 双手手掌贴放在臀部，画圈按摩，从大圈逐渐缩小范围。

2. 双手向上托起臀部，食指按压承扶穴，力度保持在通过按压能将臀部抬高2厘米左右，保持3分钟。

取穴：大腿后面，左右臀下臀沟中心点即是承扶穴。

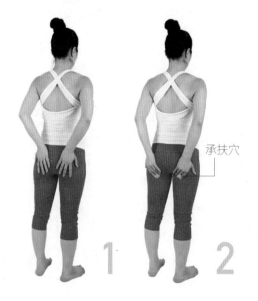

承扶穴

美臀坐垫，随时随地轻松美臀

美臀坐垫是根据人体工学而设计的，它能支撑骨盆、矫正坐姿，阻止臀部肌肉下垂和外扩，抑制臀部脂肪向下堆积，帮助塑造圆润翘臀。使用美臀坐垫虽然不会有立竿见影的效果，但它会在你享受舒服坐姿的同时，悄悄地改变你的臀部线条。

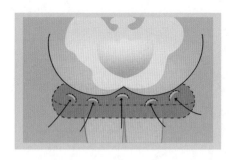

坐垫合理承载了身体的压力，有效挤压臀部，让你获得美臀提臀的效果。

塑造 S 曲线的瘦腿美臀操

臀部臃肿、没有曲线，主要是因为运动不足、脂肪过多，通过锻炼完全可以收紧臀部肌肉，塑造 S 曲线。

工具： 三块瑜伽砖，或者一摞 15 厘米高的书。

功效： 这套简单的动作操，能帮助减少腿部脂肪的堆积，改善上半身肥胖，同时可以把脂肪导向臀部，起到翘臀的作用。

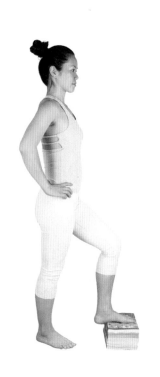

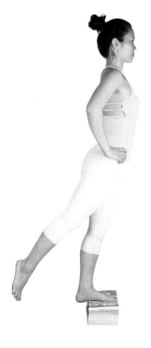

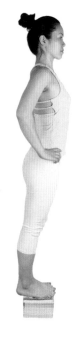

3 吸气，收回右腿，双脚站在书上。换腿重复动作 8~10 次。

2 呼气，左腿用力上蹬，单腿站在书上，上身保持不动，右腿稍向后抬起。

1 双脚微分开站立，将书放在距双脚一步的位置，双手放在髋骨处，背部挺直，吸气时左腿抬起，左脚踩在书上。

Tips

坚持锻炼的同时，也要养成经常用脚尖走路的习惯，这样有助于使臀部收紧上抬。

丰臀瑜伽瘦身不反弹

第一组

工具：拉力带。借助拉力带运动，可加强核心的稳定性。

功效：第一组练习，帮助加强腿部外展肌群的力量，对提臀及燃脂有很好的效果。

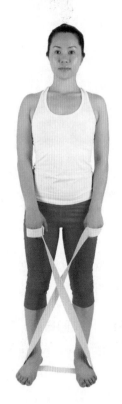 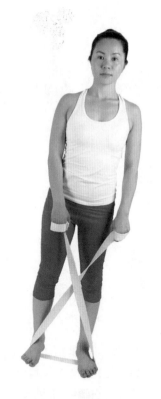 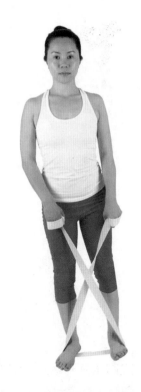

1 双手握住拉力带两端，交叉踩在脚下，双脚分开与肩同宽站立，身体挺直。注意，拉力带应控制在双臂伸直、微绷紧的长度。

2 保持步骤1姿势，吸气，重心移至左脚，呼气，右腿向外侧打开，撑起拉力带。

3 吸气，右腿收回至起始位置，换左侧进行。重复动作8次。

功效： 这一组动作能更好地锻炼臀部肌肉，帮助打造性感翘臀。

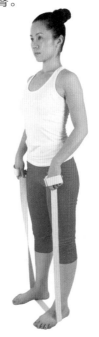

2 呼气，向上起身，双腿挺直站立。重复步骤1和步骤2的动作8次。

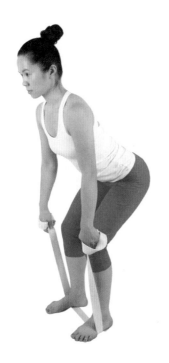

1 双脚分开与肩同宽站立，将拉力带踩在脚下，两端缠绕几圈在手上，吸气，背部挺直，屈膝下蹲。

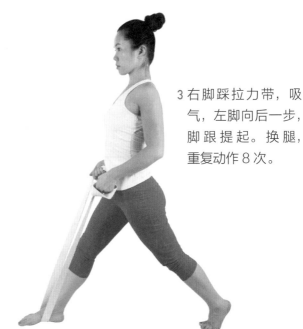

3 右脚踩拉力带，吸气，左脚向后一步，脚跟提起。换腿，重复动作8次。

瘦脸

水肿、脂肪堆积、肌肉松弛都会变成大胖脸

血液和淋巴循环不畅，水分代谢能力减弱，使体内废水囤积，造成水肿型胖脸。皮下脂肪囤积，表情机能衰退，脸部多肉就是脂肪型胖脸。年龄增长导致再生机能衰退，过度日晒使真皮层的胶原蛋白含量减少，皮肤缺乏弹性不紧实，就变成肌肉松弛型胖脸。一般产后妈妈大多是因为面部水肿或者脂肪堆积造成大胖脸。

水肿	脂肪堆积	肌肉松弛
多吃含钾、维生素E、铁的食物，促进血液循环，减少水分的滞留。	多吃含膳食纤维、胡萝卜素的茎叶类蔬菜，可以加快脂肪燃烧。	多吃富含维生素C的果蔬，增加皮肤弹性。

脂肪型胖脸的妈妈，建议搭配脸部按摩增进瘦脸效果。每天洗过脸后，将按摩霜涂抹于脸部肉多的地方，反复按摩至按摩霜完全吸收后轻拍200下即可。

多吃消肿利湿、富含膳食纤维的食物

多吃消肿利湿的食物，如薏米、红豆，可以有效瘦脸。同时，利湿的蔬果，如白萝卜、豆芽、黄瓜、冬瓜等，含膳食纤维较多，能增进肠道蠕动，利于排便，可将肠内过多的代谢废物排出体外，对瘦脸也会有非常好的效果。

8 种瘦脸食材

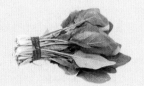

菠菜

瘦脸关键词 | **钾、铁、酶**

菠菜是生活中很常见的一种蔬菜，富含人体所需要的钾元素、铁元素、膳食纤维、胡萝卜素、维生素 A 等。其中，钾元素、铁元素对于水肿型大胖脸有针对性功效。

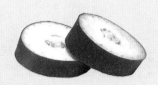

冬瓜

瘦脸关键词 | **丙醇二酸**

冬瓜中所含的丙醇二酸能有效地抑制糖类转化为脂肪，而且冬瓜本身所含的脂肪量可以忽略不计，热量很低，是瘦身瘦脸佳品。

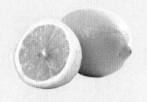

柠檬

瘦脸关键词 | **钾、维生素 C**

柠檬中钾、柠檬酸和水分的含量较高，鲜柠檬的维生素含量颇为丰富，能有效防止和消除皮肤色素的沉淀，瘦脸的同时还能美白。

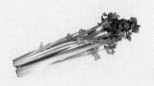

芹菜

瘦脸关键词 | **钙、钾、膳食纤维**

芹菜属于粗纤维食材，咀嚼和消化芹菜所需要的热量超过它自身的热量，咀嚼的过程就会消耗脸部的脂肪，达到瘦脸效果。而且，芹菜中的膳食纤维能刺激肠道蠕动，加速身体废物排出，避免脂肪堆积。

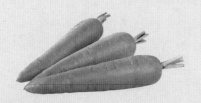

胡萝卜

瘦脸关键词 | **胡萝卜素、维生素 A**

胡萝卜富含的维生素和胡萝卜素能有效地刺激皮肤新陈代谢，增进血液循环，而其所含的胡萝卜素还能加快脸部脂肪的燃烧，从而帮助你快速变成紧致小脸美人。

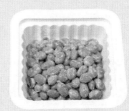

纳豆

瘦脸关键词 | **膳食纤维、蛋白质、纳豆激酶**

纳豆比直接煮熟的大豆营养更丰富，蛋白质、膳食纤维、钙、铁等含量更高，纳豆中含有纳豆激酶，可加速新陈代谢，利于瘦身。

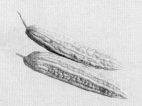

苦瓜

瘦脸关键词 | **维生素 C、钾**

苦瓜富含维生素 C 等营养成分，可提高免疫细胞的活性，有效清除体内有害物质。中医专家认为，用苦瓜泡水或榨汁来喝，排毒瘦身的功效非常好。

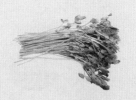

豆苗

瘦脸关键词 | **维生素 C、钙、胡萝卜素**

豆苗富含钙、维生素 C、胡萝卜素等，还含有一定量的蛋白质，营养丰富且热量低，非常适宜瘦身期间食用。

没了双下巴，脸也会变小

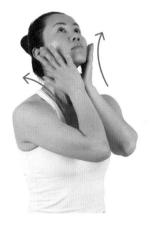

1 取适量颈霜在手掌中揉开，然后用手掌沿着颈部从下往上铺开涂抹。

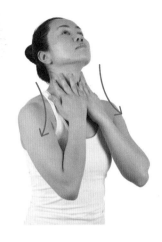

2 四指并拢，用手指从脖子一侧推至耳后轻压几下，再向下推至锁骨轻压几下。重复动作 5 次。

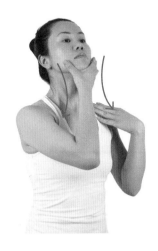

3 用右手虎口托住下巴，左手从下巴往颈部推压，双手交替推压 5 次。

Tips

因为颈部肌肤比较脆弱，所以最好买专门的颈霜进行推压，否则容易出现皱纹。

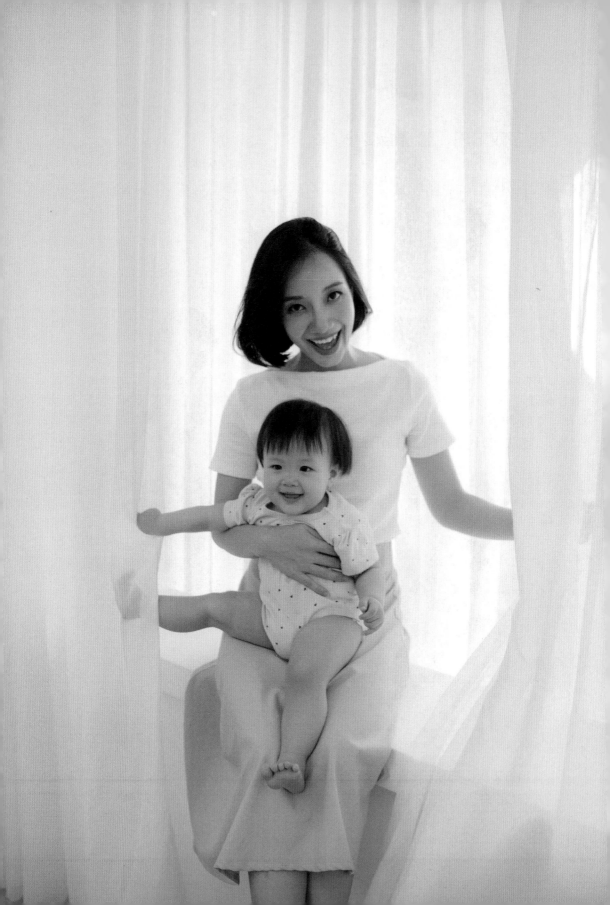

8

Chapter

积极调理和
预防产后不适

妈妈经历十月怀胎后分娩，体力消耗很大，子宫及阴道的创伤需要时间慢慢恢复，在身体的恢复阶段抵抗力相对较低，所以产后比较容易引发多种不适症状。因此，产后的异常现象与病症要及时发现，妥善处理，避免留下健康隐患。

恶露不尽

恶露是指分娩后由阴道排出的分泌物，它含有胎盘剥离后的血液、黏液、坏死的蜕膜组织和细胞等物质。产后恶露不尽则指产后满月仍有恶露，且颜色和气味有异常，如呈脓性，伴有臭味。

根据颜色、内容物及时间不同，恶露可分为三种：

名称	时间	性状
血性恶露	产后 1~3 天	恶露呈鲜红色，量较多，有血腥味
浆液恶露	产后 4~10 天	恶露为淡红色血液、黏液和较多的阴道分泌物
白色恶露	产后 2 周后	含有白细胞、胎膜细胞、表皮细胞等，分泌物呈淡褐色或白色，质黏稠，量稍多一些

产后恶露不尽，大多由感染引发

1. 身体虚弱或产生病变而引起的。当抵抗力下降时，常会引起感染，破坏阴道内的生态平衡而形成恶露异常。

2. 由于分娩时器械消毒不严格或产时进行过多不必要的阴道检查，产后不清洁而引起产褥感染。

3. 妈妈产后长期不下床活动，或行房事太早，或卫生巾不洁，造成感染，进而导致恶露异常。

产后恶露不尽不容忽视，依情况及时就医

如果恶露量多或慢慢减少后又突然增多，血性恶露持续 2 周以上，且为脓性，有臭味，那么可能出现了细菌感染，应及时到医院就诊。如果伴有大量出血，子宫大而软，则表明子宫恢复不良。

如果血性恶露颜色灰暗且不新鲜，并伴有子宫压痛，说明子宫感染，应及时请医生检查，用抗菌药物控制感染。

需要注意的是，恶露量也会因为用力或喂哺宝宝而增加，或是服用大量的生化汤而造成出血，恶露量增多。若出现恶露量太多（半小时浸湿 2 片卫生巾）、血块太大或血流不止等状况，就必须及时就医，以免发生危险。

缓解产后恶露有良方

保持阴道清洁

因为有恶露排出，所以新妈妈要勤换卫生巾，保持局部清爽。此外，要暂时停止性生活，避免受感染；大小便后用温水冲洗会阴部，擦拭时一定要从前往后擦拭或直接按压拭干，并选用柔软的消毒卫生纸。

生活调理方法

1. 产后未满 50 天不要过性生活。

2. 使用的垫纸质地要柔软，要严密消毒，防止发生感染。

3. 身体趋向恢复时，可以适当起床活动，有助于气血运行，促进恶露排出。

饮食注意事项

1. 血热、血瘀、肝郁化热的新妈妈，可以喝一些清热化瘀的果蔬汁，如藕汁、梨汁、橘子汁、西瓜汁等。

2. 熬粥的时候加入一些红糖，可以活血补虚。

3. 产后服用生化汤可以活血散寒、祛瘀止血，帮助排出体内恶露。

4. 少吃温性、热性的食物，如羊肉、榴梿等，以免助邪，不利于恶露排出，可多吃新鲜蔬菜。

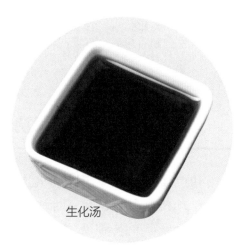

生化汤

"妈妈腕"

　　"妈妈腕"是产后妈妈常见的一种手腕疼痛症状，临床上又称为手腕狭窄性肌腱滑囊炎，简称为腱鞘炎。

　　"妈妈腕"是指因大拇指底部的肿痛造成的大拇指或手腕活动不便，做抓、握、拧、捏等动作时，会引发或加剧腕部的疼痛，做事时常使不上劲，严重时还会影响睡眠。有时，疼痛发作时像神经痛一样，往上会痛到手臂，往下会痛到大拇指末端，症状呈慢慢加重状态。

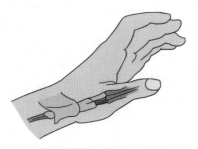

在手腕桡骨附近，能摸到脉搏的突出部位，有一点水肿，按压时疼痛。

"妈妈腕"的判定

用一只手将另一只手大拇指握住，然后将后者的手腕弯向小指侧时，如果出现疼痛加剧，那么就有可能得了"妈妈腕"，因为发炎的肌腱滑囊因受到拉力牵扯而引发了更强烈的疼痛。

分娩后易出现"妈妈腕"

　　激素变化：怀孕后期及产后，因为体内激素水平的变化，易引起手腕韧带的水肿，肌腱韧带也变得松弛，强度变差，加上长时间活动少，使肌力减退。

　　气虚受风寒：月子期间妈妈气血虚弱，若受风寒侵袭，寒气则滞留于肌肉、关节间，就容易引起肌腱、神经发炎。

　　产后抱孩子的姿势不对：有些妈妈一开始不太知道怎样抱孩子，常常长时间用手腕托住婴儿头部，或者抱孩子的时间太久，都会拉伤手腕的肌腱。

如何预防、缓解"妈妈腕"

手部不适可佩戴护腕

孕妈妈或产后妈妈若感到手部不适可佩戴护腕，以保护手腕，有效预防外来刺激对手腕的影响。

手腕活动很必要

适当转动手腕活动活动是有必要的，特别在易发生关节疼痛的冬春季节，孕妈妈和产后妈妈都要做好预防工作。

> **缓和期手腕拉伸运动**
>
> 在"妈妈腕"发作的急性期，应尽量让患处休息，待疼痛稍微缓解，妈妈再开始做一些温和的拉伸运动：大拇指弯曲、伸直、外展、内收；手腕弯曲、伸直、侧弯、旋转等。

抱宝宝姿势要正确

分娩后有手部不适的妈妈要减少每天抱宝宝的次数及时间，或更换抱宝宝的姿势，尽量不要用单手抱，不要抱得太久，也不要过分依赖手腕的力量，应将宝宝靠近自己的身体，以获得较好的支撑，减少压在手腕上的重量。

不过度使用手腕

若妈妈感觉手腕不适，应避免让大拇指、手腕过度负担的动作，比如提重物、拿炒菜锅、拧毛巾、打保龄球等。做家务时减少长时间过度使用手腕的动作，要适当休息，避免大拇指、手腕过度劳累。

产后爸爸多出力

妈妈患"妈妈腕"后，如果手腕得不到很好的休息，症状就很难改善。有的"妈妈腕"恢复时间较长，可能 3 个月、半年也未痊愈。此时，做爸爸的要多体谅妈妈，主动多承担家务、多照顾孩子，使妈妈尽早康复。

产后便秘

产后便秘是指妈妈产后正常饮食，但接连好几天都不排大便，或排便时干燥疼痛，难以排出，这是最常见的产后疾病之一。

产后便秘的发生，一般有以下几方面原因：

1. 产褥期胃肠功能减弱，肠蠕动慢，肠内容物在肠内停留时间长，吸收水分造成大便干结。

2. 与分娩有关。妊娠使得孕妈妈腹部过度膨胀，导致腹部肌肉疲劳，盆底组织松弛，故而排便力量减弱。

3. 产后体质虚弱或手术后有伤口，使产后妈妈排便力量减弱。

4. 卧床时间多，活动量减少，影响直肠的蠕动，导致便秘。

5. 饮食结构不合理，蔬菜、水果吃得少。

Tips

如果产妇产前灌肠，产后2~3 天才会排大便；如果产妇产前没有灌肠，产后可能1~2 天首次排大便。一旦产后超过 3 天还没有排大便，就应警惕是否发生了便秘。如果便秘持续 3 天以上，一定要就医，请医生给予适当的处理。

产后便秘的影响

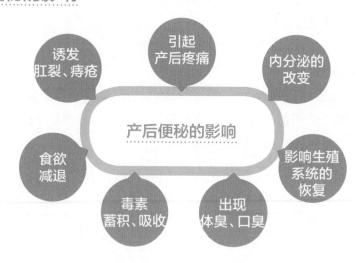

诱发肛裂、痔疮

引起产后疼痛

内分泌的改变

产后便秘的影响

食欲减退

毒素蓄积、吸收

出现体臭、口臭

影响生殖系统的恢复

产后便秘的预防调理

1.注意调整好膳食。每日进餐应配有一定比例的杂粮，做到主食多样化。注意荤素结合，在吃肉、蛋等食物的同时，也要摄入富含膳食纤维的绿叶蔬菜和水果。少吃辣椒、胡椒、芥末等刺激性食物，尤其不可饮酒。植物油和蜂蜜有润肠通便的作用，产后宜适当多食用。适当食用豆类、红薯、土豆等"产气"食物。

2.进行适当的活动，不要久卧不动。产后妈妈不要长时间卧床，应适当增加活动量，以促进肠道蠕动，缩短食物滞留肠道的时间，增加排便量。健康、顺产的产妇，产后第2天即可下床活动，逐日提早起床时间并加大活动范围。

3.多喝水。可在清晨起床后空腹喝一杯放有蜂蜜的温开水（水温不宜超过60℃）或凉开水，以刺激肠道蠕动，从而促进排便。

5.保持心情舒畅，坚持定时排便。产后妈妈要及时调整好心态，保持精神愉悦、心情舒畅，因为不良的情绪可使胃酸分泌量下降，使肠胃蠕动减慢，引起便秘。所以，产后妈妈保持好心情也是缓解便秘的好办法。同时，坚持定时排便，逐渐形成排便的条件反射，也有助于缓解便秘。

6.按压天枢穴，促进排便。天枢穴可以增强肠胃蠕动的能力，促进排便。用大拇指指腹按压天枢穴（在中腹部，肚脐左右两侧3指宽处），同时向前挺起腹部并缓慢吸气，上身缓慢向前倾，呼气，反复做5次。

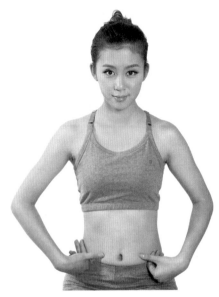

产后水肿

妈妈在产褥期内出现下肢甚至全身水肿的现象，称为产后水肿。产后水肿是因皮肤内积聚水分而产生的，严格来说，不是水肿而是"水气"。

产后水肿的原因

在怀孕后期，有的孕妇会因子宫变大，压迫下肢回流的静脉，影响了血液循环而引起水肿，有些水肿在产后坐月子期间还不会消退。

还有一些妈妈的内分泌系统受怀孕的影响，身体水分的代谢功能发生变化，出于一种生理的特殊需要而保留部分多余的水分，表现为水肿，典型症状就是下肢浮肿。

中医认为，产后水肿是因为肺、脾、肾等脏腑的功能障碍导致体内水分滞留过多而造成的。在怀孕期，孕妈妈多吃少动，脏腑功能本身就被抑制，加上分娩后气血伤损，运化水分的功能进一步下降，这时多余的水分就停留在体内无法代谢出去了。

产后水肿的影响

如果妈妈的水肿发生在下肢，没有超过膝盖，那么这种水肿一般是孕期水肿遗留的问题，随着排尿和排汗的增加，水肿会慢慢消失，大概在产后4周就会恢复正常。

剖宫产手术后，如果妈妈出现了小腿水肿、疼痛，千万不要忽视，这很可能是静脉血栓的先兆，应及时就医。

如果妈妈出现全身水肿，且持续时间很长，并伴有食欲不振、头晕眼花、尿涩疼痛的症状，那么需要到医院进行检查，确认心脏、肾脏、肝脏等部位有无疾病，以及是否出现了凝血或者静脉血栓的问题。

Tips

如果浮肿是从脸部开始，继而扩大到全身的，那么患上肾脏疾病的可能性很高。

如果浮肿是从脚部开始的，那么可能是由心脏病、低蛋白血症、肝硬化等引起的。

产后水肿的调理

饮食少盐，因为吃盐过多会使体液浓度增加，让水分难以排出体外。同时可以吃一些利水消肿的食物，比如薏米、红豆、鲤鱼等。另外，带皮的生姜也可以起到消肿的作用，所以在做菜时，不妨放点带皮的生姜进去。

少吃或不吃难消化和易胀气的食物，如油炸的糯米糕、白薯、洋葱、土豆等，避免引起腹胀，使血液回流不畅，加重水肿。

虽然不必控制妈妈的饮水量，但睡前尽量不要喝水。不要吃过多补品，以免加重肾脏的负担。少吃高热量食物有助于消除水肿，可以多吃些低脂肪的肉类或鱼类。

多出汗也能消肿，所以产后妈妈要注意保持身体温暖。

哺乳期适当进行运动可促进全身血液循环，增加母乳量，对产后消肿也有很好的效果。不要长时间保持同一个姿势，久站或者久坐都会形成水肿。休息时，适当抬高腿部，在腿部垫一个枕头或者小凳子，有利于缓解水肿。

红豆薏米水

红豆热量低，富含维生素 E 及钾、镁、磷、锌、硒等成分，有养血益气、利水消肿、除热毒、散恶血、消胀满等功效；与清热排毒的薏米一起煮水后，缓解产后水肿的效果很好。

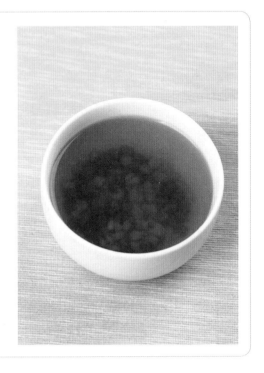

材料 红豆 50 克，薏米 30 克。

做法

1 红豆、薏米分别淘洗干净，用清水浸泡 2 ~ 3 小时。

2 锅置火上，放入红豆、薏米，加入 1000 毫升清水，大火烧开后改小火，煮至红豆裂开后，转小火继续熬煮 1 小时即可。

产后乳腺炎

产后乳腺炎是产褥期常见的一种疾病，多为急性乳腺炎，常发生于产后 3~4 周的哺乳妈妈，所以又称为哺乳期乳腺炎。

产后乳腺炎一般分为三个时期

早期：乳房胀满、疼痛，哺乳时更甚；乳汁分泌不畅，或明显减少；乳房肿块或有或无；皮肤微红或不红，伴有全身不适、食欲欠佳、胸闷烦躁等。

化脓期：局部乳房变硬，肿块逐渐增大，此时可伴有高烧、寒战、全身无力、大便干燥、同侧淋巴结肿大等，常在 4 ～ 5 日形成脓肿，出现乳房跳痛，局部皮肤红肿透亮，肿块中央变软，手按有波动感。若乳房深部脓肿，可出现全乳房肿胀、疼痛，但局部皮肤红肿及手按波动感不明显，有时一个乳房可同时或先后存在数个脓腔。

溃后期：浅表的脓肿常可穿破皮肤，形成溃烂或乳汁自创口处溢出而形成乳漏；较深部的脓肿，可穿过乳房和胸大肌间的脂肪，形成乳房后位脓肿。

初产妇更易得乳腺炎

这是因为初产妇的乳头皮肤更娇嫩，更不耐受婴儿吸奶时对乳头的刺激，常发生乳头组织损伤，形成乳头裂口。乳头出现裂口后，婴儿吸吮就会使妈妈产生剧痛，导致喂奶时间减短，甚至不敢再让婴儿吮吸乳头，这就会使大量乳汁积蓄在乳腺内，乳汁在乳腺内逐渐分解，给细菌的生长提供了最佳温床。此时若外部的化脓性细菌从乳头裂口侵入，在乳腺内迅速、大量地繁殖，就会引发乳腺炎。

产后乳腺炎的预防与调理

产前

1. 怀孕末期，用 75% 的酒精擦拭或用温水清洗乳头，增强乳房皮肤的柔韧性和抵抗力；同时，还要注意挤出乳管内的脂栓。

2. 乳头内陷者，怀孕前需用手挤出乳头，并进行按摩牵拉给予纠正。

产后

1. 保证正确的哺乳姿势，以及婴儿良好的吸吮方式，不要让婴儿只含到乳头。

2. 哺乳时让婴儿吃空一边乳房再吃另一边，不要让他交替吃两边的乳房，以防婴儿长时间吃不到乳汁而引起妈妈乳汁淤积。若妈妈的乳汁充足，婴儿只吃一边就饱了，而妈妈又感到另一边乳房很胀，那一定要把胀的一边乳房的乳汁挤掉，不要留在乳房里，以防形成硬结，造成急性乳腺炎。同时养成定时哺乳的习惯，不让宝宝含着乳头睡觉。

3. 妈妈宜侧卧睡与仰躺睡交替进行，忌趴着睡，以免因挤压乳房引起乳汁淤积造成急性乳腺炎。

4. 不戴有钢托的胸罩。妈妈的乳汁会时常不经意地流出，加上乳房因乳汁充盈而下垂，所以产后妈妈最好戴专门的哺乳胸罩，不要戴带有钢托的胸罩，以防乳腺管受挤压造成局部乳汁淤积引起急性乳腺炎。

5. 要注意乳房的清洁与卫生，哺喂前后最好先用清水擦洗，然后用洁净的毛巾将乳头擦拭干净。

6. 产后催奶不宜过急。产后营养补充并不是多多益善，应从少量开始，以免在乳汁开始分泌时，乳腺管尚未通畅，加上新生儿吸吮能力弱，造成涨奶结块。

7. 在乳腺炎的化脓期，妈妈应少吃有"发奶"作用的荤腥汤水，忌食辛辣、刺激、油腻之物，以免加重病情。多吃具有清热作用的蔬菜，如番茄、青菜、丝瓜、黄瓜、绿豆、鲜藕等。海带具有软坚散结的作用，产后妈妈可多吃些。

8. 注意保持心情舒畅，以免因心情抑郁加重病情。

外敷法：缓解乳房疼痛

材料： 葱白20根、蜂蜜15克、1颗鸡蛋的清。

做法： 将葱白捣烂，然后加入蜂蜜、蛋清，稍加热后，趁热敷在患病的乳房上。温度不宜过高，以免烫伤，持续用几日即可。

功效： 解散通气。

乳腺增生

乳腺增生是正常乳腺小叶生理性增生与复旧不全，乳腺正常结构出现紊乱，属于病理性增生，是一类既非炎症又非肿瘤的病。产后妈妈在哺乳期间如果没有使用正确的哺乳方法，也容易诱发产后乳腺增生。

产后乳腺增生的症状

乳房疼痛： 常为胀痛或刺痛，可累及一侧或两侧乳房，以一侧偏重多见，疼痛严重者不可触碰，甚至影响日常生活及工作。疼痛以乳房肿块处为主，亦可向患侧腋窝、胸胁或肩背部放射。

乳房肿块： 肿块可发于单侧或双侧乳房内，单个或多个，好发于乳房外上象限，亦可见于其他象限。

乳头溢液： 少数患者可出现乳头溢液，为草黄色或棕色浆液性自发溢液。

月经失调： 可兼见月经前后不定期，量少或色淡，可伴痛经。

情志改变： 患者常情志不畅或心烦易怒，生气、精神紧张或劳累后加重。

乳腺增生的原因

目前，乳腺增生真正的发病原因还不明确，一般认为，可能与体内激素水平不均衡或乳腺组织对性激素的敏感性较强有关。黄体素分泌减少、雌激素相对增多可能是乳腺增生的重要原因。

此外，长期的饮食结构不合理、生活习惯不良、心理压力过大等造成体质酸化，人体机能下降，进而引起身体代谢循环变慢，大量物质沉积在体内无法排出，造成气血不畅、内分泌激素失调、月经失调等，也是引起乳腺增生的重要因素。

产后乳腺增生的判定

有一侧或双侧乳房出现单个或多个肿块，检查乳房时可触及单个或多个大小不等的不规则结节，多位于外上方，结节与周围组织不粘连，可被推动，常有轻度触痛，腋下淋巴结不大。

多数乳腺增生伴有周期性乳房疼痛，且多与情绪及月经周期有明显关系。一般月经来潮前一周左右症状加重，行经后肿块的疼痛感明显减轻。若连续 3 个月不能自行缓解，排除生理性乳房疼痛。

注意调理情绪，以免加重病情

紧张、焦虑、抑郁等不良情绪，是诱发乳腺增生的重要原因。同时，不良情绪对病情的发展也有着非常重要的影响。

出现乳腺增生后，妈妈更要注意情绪的调整，因为心理因素对乳腺增生的治疗非常重要。乳腺增生的危害更多地表现在对心理的损害上，因缺乏对此病的正确认识，过度紧张使妈妈忧虑悲伤，产生神经衰弱，加重内分泌失调，促使病症加重，因此一定要解除各种不良的心理刺激。

心理承受能力差的妈妈，更要注意少生气，保持情绪稳定，保持开朗的心情，促进乳腺增生的缓解或消退。

产后乳腺增生的预防与调理

改变饮食结构，防止肥胖。饮食要清淡，少吃油炸食品、甜食，少摄入动物脂肪，忌食生冷和辛辣的刺激性食物；多吃蔬菜、水果，多吃粗粮，多吃黑豆、黄豆、核桃、黑芝麻、蘑菇等食物，海带、橘子、牡蛎等有行气散结作用的食物，平时可经常吃一些。

生活规律，劳逸结合，保持和谐的性生活，保持心情舒畅，避免不良情绪的影响。调节内分泌可以对乳腺增生的预防起到一定作用。

避免乳房的外伤等。

多运动，提高免疫力。

忌滥用避孕药，以及含雌激素的美容用品。

腰酸背痛

妈妈生产后，如果出现生理性缺钙、劳累过度、喂奶姿势不当、寒湿侵袭、子宫脱垂、产后房事不节、避孕方法不当、起居不慎、不注意休息、活动过多，以及有腰骶部先天性疾病等，都可能引发产后腰酸背疼。

此外，妈妈分娩后内分泌系统尚未得到调整，骨盆韧带还处于松弛状态，腹部肌肉也由于分娩而变得较为松弛，加上产后照料孩子要经常弯腰，或由恶露排出不畅引起血瘀盆腔等，也易引发产后腰酸背痛。

产后不宜过早穿跟鞋

产后过早穿高跟鞋，使身体重心前移，除了引起足部疼痛等不适，还会增加脊柱压力，使腰部产生酸痛感。

需要注意的是，中跟鞋和坡跟鞋的影响也是一样的，它们和高跟鞋的差异只是程度问题，没有本质的差别。

建议产后妈妈穿鞋以鞋底较为柔软的布鞋为主。

喂奶时注意采取正确姿势

哺乳妈妈喂奶时，既可以采取躺着的姿势，也可以坐着哺喂，只要自己感到轻松和舒适即可。

采取躺姿喂奶时，可把宝宝放在床上，让宝宝的头枕着妈妈的胳膊，妈妈可以舒服地用手臂托着宝宝的后背，让宝宝的脸和胸靠近妈妈，下颌紧贴着妈妈的乳房。

采取坐姿喂奶时，以坐在低凳上为好。如果坐得高，比如坐在床边，可以把一只脚放在一个脚踏上，或身体靠在床头，同时最好在膝上放一个枕头抬高宝宝。

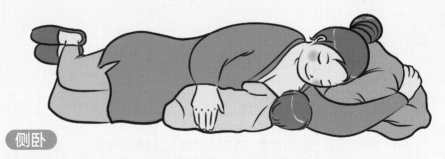

侧卧

妈妈侧卧在床上，让宝宝面对乳房，一只手揽着宝宝的身体，另一只手将乳头送到宝宝嘴里，然后放松地搭在枕侧。这种方式适合早期喂奶，妈妈疲倦时喂奶，也适合剖宫产妈妈喂奶。

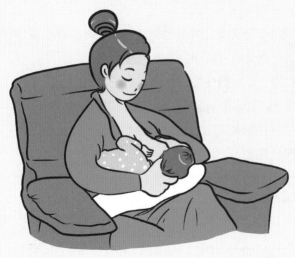

摇篮抱

在有扶手的椅子上坐直（也可靠在床头），把宝宝抱在怀里，胳膊肘弯曲，宝宝后背靠着妈妈的前臂，用手掌托着宝宝的头颈部（喂右侧时用左手托，喂左侧时用右手托），不要弯腰或者探身。另一只手放在乳房下呈 U 形支撑乳房，让宝宝贴近乳房。这是早期喂奶比较理想的方式。

足球抱

将宝宝抱在身体一侧，胳膊肘弯曲，用前臂和手掌托着宝宝的身体和头部，让宝宝面对乳房，另一只手将乳头送到宝宝嘴里。妈妈可以在腿上放个垫子，宝宝会觉得更舒服。剖宫产、乳房较大的妈妈适合采用这种喂奶方式。

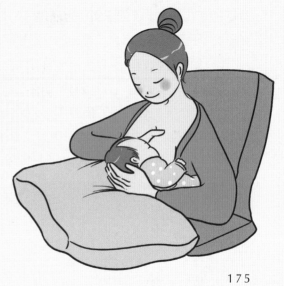

附录 产后心理调适

每个妈妈不是一生下来就是妈妈，她们也有着无忧无虑的童年，朝气蓬勃的青春，对未来充满期待与忐忑的孕期。第一次当妈妈，经历着身边人难以百分百体会的身体与心理变化。

产后如何调适心情

1. 重视产褥期保健，尤其要重视产妇心理健康。对分娩时间长、难产或有不良妊娠结局的产妇，应给予重点心理护理，注意保护性医疗，避免刺激。

2. 学会调节情绪，坦诚告诉家人实情。妈妈首先要学会调节自己的情绪，不要勉强自己做不喜欢的事情，心情不好的时候可以听听音乐、找朋友聊聊开心的事儿、做点简单的家务分散注意力。如果很难自己排解郁闷，那就将情况如实告诉家人，勇于寻求和接受帮助，是解决产后抑郁的积极方式。

3. 母权下放。别总是担心老公做不好、老人做不好，不要总以为天底下唯有妈妈才能给孩子完美的抚育。这种霸道母爱最终会反噬自己，使妈妈成为永远脱不开身的"千手观音"，疲累交加。

4. 不要强迫自己做百分百的好妈妈。身处信息时代，我们可以从网上、书上找到详尽的育儿信息。但因照顾宝宝而过分苛责自己，等同于自虐。有所闪失在所难免，孩子哭了是否要去抱，是否要定时、定量喂奶，因人而异，量力而行。

6. 到户外散心转换心情。妈妈可以在家里常走走，放松一下身心。身体允许的话，可以到户外散散步，呼吸新鲜的空气，会让心情豁然开朗。

7. 爸爸要关心妈妈。来自另一半的体贴关心和温情安慰，是缓解妈妈产后抑郁最重要的良药。作为丈夫，要时刻关注妻子的情绪，要及时发现问题，并予以解决。新生命的到来在给爸爸带来幸福的同时，必然也带来了很多压力，爸爸要注意控制暴躁的脾气，保持温柔和耐心。